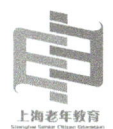

上海市老年教育普及教材

上海市学习型社会建设与终身教育促进委员会办公室

老年人的"万一"

心 理 篇

Laonianren de Wanyi

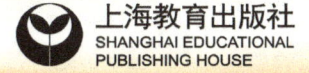

上海教育出版社
SHANGHAI EDUCATIONAL PUBLISHING HOUSE

上海市老年教育普及教材编写委员会

顾　　问： 袁　雯
主　　任： 李骏修
副 主 任： 俞恭庆　刘煜海　庄　俭　陈跃斌
委　　员： 夏　瑛　符湘林　王莳骏　李学红
　　　　　　沈　韬　曹　珺　吴　强　熊仿杰
　　　　　　阮兴树　郭伯农　包南麟　朱明德
　　　　　　李亦中　张主方

本书编写组

主　　编： 陈　莉　　蔡凌杰　　谢　晶
　　　　　　 李　庆　　汪　鑫
漫画设计： 谢　晶　　蔡春光　　毛明珠
　　　　　　 沈筱旻　　顾鼎夫　　李壮壮
指　　导： 陈　莉

合作机构

上海飞果信息技术有限公司

丛书策划

朱岳桢　　杜道灿

前　言

根据上海市老年教育"十二五规划"提出的实施"个、十、百、千、万"发展计划中"编写100本老年教育教材，丰富老年学习资源，建设一批适合老年学习者需求的教材和课程"的要求，在上海市学习型社会建设与终身教育促进委员会办公室、上海市老年教育工作小组办公室和上海市教委终身教育处的指导下，由上海市老年教育教材研发中心会同有关老年教育单位和专家共同研发的"上海市老年教育普及教材"，共100本正式出版了。

此次出版"上海市老年教育普及教材"的宗旨是编写一批能体现上海水平的、具有一定规范性及示范性的老年教材；建设一批可供老年学校选用的教学资源；完成一批满足老年人不同层次需求的、适合老年人学习的、为老年人服务的快乐学习读本。

"上海市老年教育普及教材"的定位主要是面向街（镇）及以下老年学校，适当兼顾市、区老年大学的教学需求，力求普及与提高相结合，以普及为主；通用性与专门化相兼顾，以通用性为主。编写市级普及教材主要用于改善街镇、居村委老年学校缺少适宜教材的实际状况。

"上海市老年教育普及教材"在内容和体例上尽量根据老年人学习的特点进行编排，在知识内容融炼的前提下，强调基础、实用、前沿；语言简明扼要、通俗易懂，使老年学员看得懂、学得会、用得上。教材分为三个大类：做身心健康的老年人；做幸福和谐的老年人；做时尚能干的老年人。每个大类包含若干教材系列，如"老年人万一系列""中医与养生系列""孙辈亲子系列""老年人心灵手巧系列""老年人玩转信息技术系列"等。

"上海市老年教育普及教材"在表现形式上，充分利用现代信息技术和多媒体教学手段，倡导多元化教与学的方式，创新"纸质书、电子书、计算机网上课堂和无线终端移动课堂"四位一体的老年教育资源。在已经开通的"上海老年教育"App上，老年人可以免费下载所有教材的电子版，免费浏览所有多媒体课件；上海老年教育官方微信公众号"指尖上的老年学习"也已正式运营，并将在2015年年底推出"老年微学课堂"，届时我们的老年朋友可以在微信上"看书""听书""学课件"。

"上海市老年教育普及教材"编写工作还处于起步阶段，希望各级老年学校、老年学员和广大读者提出宝贵意见。

上海市老年教育普及教材编写委员会
2015年6月

编者的话

俗话说得好：不怕一万就怕万一。我国人口老龄化的形势日益严峻，但是整个社会对老人心理的了解尚处于"盲区"：做子女的不了解正在老去的父母所发生的心理变化，甚至老人自己也不了解自己。

在针对老年朋友遇到突发情况编写的三本知识书《健康篇》《安全篇》《生活篇》出版之后，万教授再次出山，帮助老人用相关的基础知识武装自己、保护自己；让每个老人在突发事件的第一时间采取正确的应对方式维护自己的合法权益。

本书通过有趣的情景动画让老年人带着问题进入故事情境中，万教授在情境中亲自带领老年人去解决问题。万教授对普遍的老年社会问题进行分析解答，关注老年人的心理健康，对老年人心理危机进行干预，帮助他们树立起健康、积极的生活方式，让他们重拾自信，安享晚年。

"万一"系列编写团队在教材编写过程中可能还有不足的地方，我们将继续学习并为老人们提供更好更实用的学习内容。

特此感谢陈莉院长对《心理篇》编写的指导。

目 录

第一节　带孙子出去玩，万一出事怎么办？　　　　/1

第二节　不喂孙子吃饭，万一饿瘦了怎么办？　　　/5

第三节　不逼孙子学钢琴，万一将来没出息怎么办？　/10

第四节　万一退休没用了，大家不理睬我怎么办？　　/15

第五节　万一比不上别人，被人嘲笑怎么办？　　　/20

第六节　万一消费观念不同，和老伴常吵架怎么办？　/25

第七节　万一媳妇照顾不好儿子，我心疼怎么办？　　/30

第八节　万一宠物死了，没人陪我怎么办？　　　　/35

第九节　万一儿子没了，老两口总吵架怎么办？　　/40

第十节	老了还闹离婚，万一被人嘲笑怎么办？	/45
第十一节	老伴突然去世，万一想轻生怎么办？	/50
第十二节	每天睡眠不足，万一影响健康怎么办？	/55
第十三节	不仔细检查，万一错过治疗怎么办？	/60
第十四节	麻烦子女伺候，万一惹人烦怎么办？	/65
第十五节	即将离开世界，万一心里害怕怎么办？	/70
附：	老年人团体心理游戏	/75

第一节
带孙子出去玩，万一出事怎么办？

 情景案例

老张的孙子特别喜欢出去玩，可是老张担心孙子外出容易出意外，总把孙子关在家里，导致孙子少言寡语。遇到这种情况，老张应该怎么办？

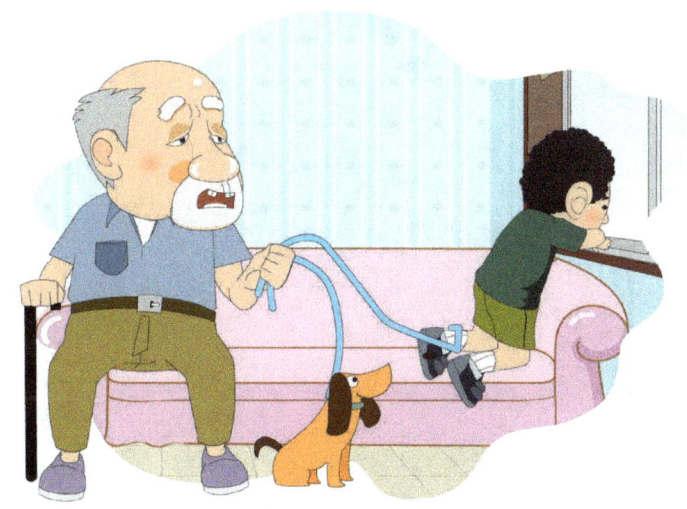

现在世道太邪乎，
意外频发事故多。
还是在家最安全，
可是孙子不高兴。

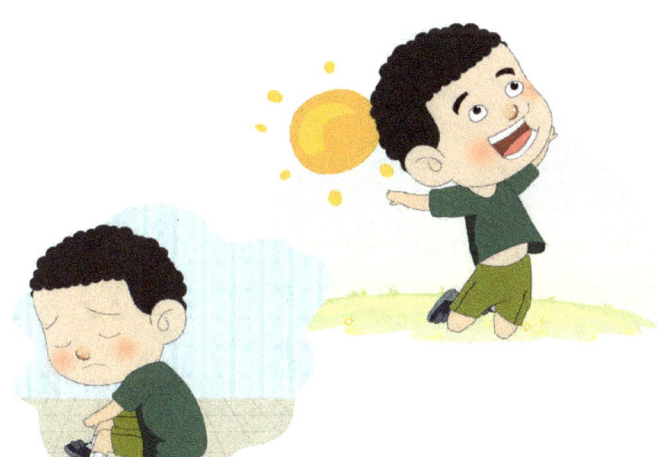

唉，闷在家里不说话，
不说话！

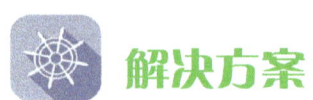 **解决方案**

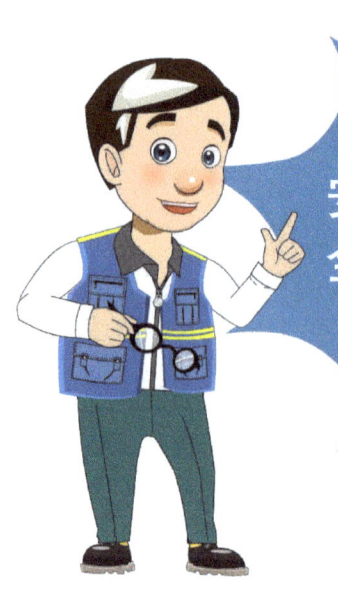

安全防患虽然重要,全面成长不可忽视。

① 心理分析:

老张,您考虑得很谨慎,不带孙子出门,安全系数确实提高了,可是老不出门会影响孩子身心健康。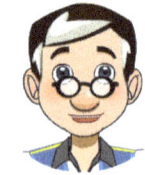

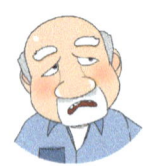 不出门影响健康,这怎么说?

孩子经常不出门,接触社会的时间和同外界交往减少,知识经验积累不足,对身心健康发展不利。老张,可不能因噎废食啊!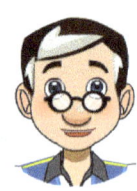

2 心理疏导：

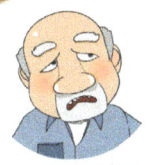

我孙子调皮贪玩，我这把老骨头根本看不住他，带孩子出去玩，难呐！

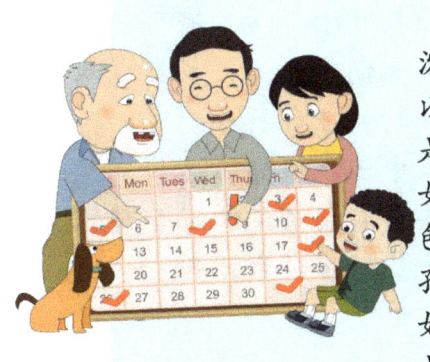

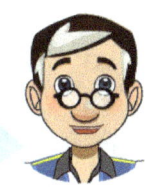

老人喜欢安静，而小孩活泼好动，有互不相容的地方。所以，教育孩子边界要明确，那就是：主角是父母，老人做协助。如果父母不管孩子，全都让老人包办，既让老人为难，也不利于孩子成长。为了后代，您儿子媳妇必须承担起做父母的责任，这是他们人生的必修课。

3 心理问答：

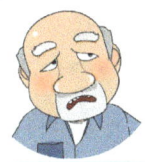

我和老伴应该怎么协助儿子媳妇呢？

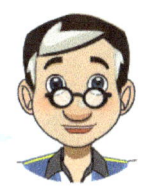

你们可以帮助他们制订一个出游计划，并提醒他们定期带您孙子出游。

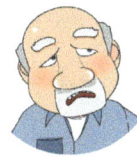

我儿子媳妇工作忙，没时间带孙子出游怎么办？

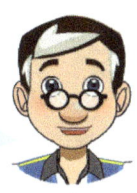

他们可能并不是没时间，而是没有好好规划。您可以提醒他们尽量提前把工作安排好，给孩子一个愉悦的周末。让孩子健康成长，是孩子应得的权利，也是家长应尽的义务。

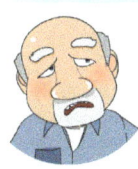

带孙子我确实有欠缺的地方，那我就按你说的试试。

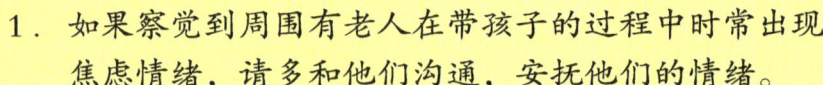

心理预警、加油站

1. 如果察觉到周围有老人在带孩子的过程中时常出现焦虑情绪，请多和他们沟通，安抚他们的情绪。
2. 如果家里的老人带孩子时管教过于严厉，有可能对孩子造成伤害，子女可以和他们多交流，了解老人承受的负担和内心需求，及时处理和解决。
3. 万一发现老人在带孙辈过程中出现情绪低落、兴趣减退等现象，甚至做出一些自我伤害的举动，建议前往相关的心理机构寻求专业的咨询和治疗。

多知道点

老人带孩子出游应该注意的要点

1. 全家长一起商量，充分交换意见，制订一段时间内的亲子出游计划，包括出行路线、安全措施、饮食卫生、身体条件等。比较容易完成、距离较近的出游计划，可以考虑让老人单独带孩子出去。
2. 老人出门记得带上手机。手机记得前一天充好电，保证一天内发生任何情况都能够及时联系。孩子的身上要带上重要联系人的电话号码和住址信息。
3. 老人带孩子出门只需要看住孩子，尽量少兼顾其他事情，以免因小失大。
4. 出行前提醒老人关于防止诱拐儿童的注意点，让老人有所警惕，避免孩子被拐带等事件的发生。

第二节
不喂孙子吃饭，万一饿瘦了怎么办？

 情景案例

孙阿姨夫妇对孙子宠爱得不得了，吃饭的时候总是奶奶喂饭爷爷喂菜。孙子上了幼儿园之后，小朋友们嘲笑他不会自己吃饭，孙子回家哭个不停。遇到这种情况，孙阿姨夫妇应该怎么办？

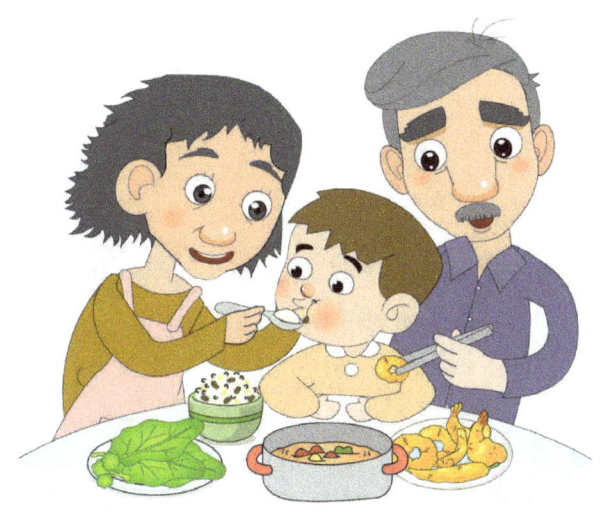

家有孙子当成宝，
老伴喂饭我喂菜。

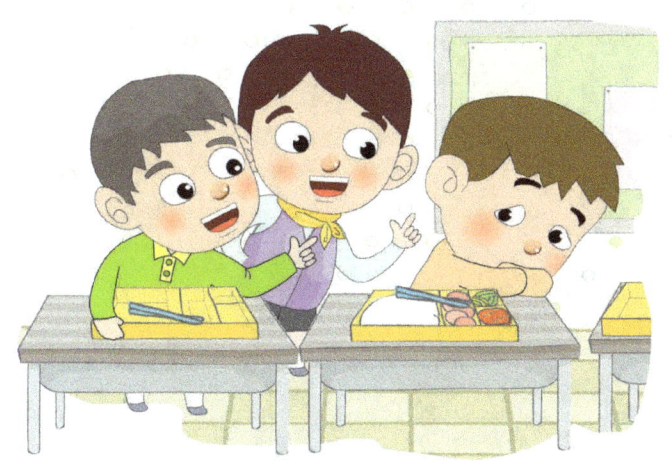

哪知好心办坏事，
孙子被笑太无能。
唉，整天哭着不上学，
不上学！

 **解决方案**

宠爱孙子要适当，身心发展须平衡。

 **心理分析：**

孙阿姨，您和老伴乐于照顾孙子，这是祖辈对孙辈爱的自然流露。不过也要兼顾孩子的独立自理能力，孩子总是靠你们，反而不利于健康成长。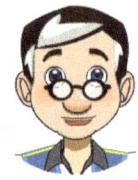

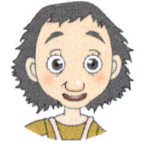我们就这一个孙子，总怕他不吃饭饿瘦了，之前还真没想到过这对孩子的自理能力影响这么大！

是啊，孩子的事情得让孩子自己做，除了吃饭，还有穿鞋、洗脸、刷牙、叠被子等。从生活小事慢慢做起，逐渐发展自理能力，才能培养孩子的自信心。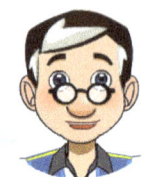

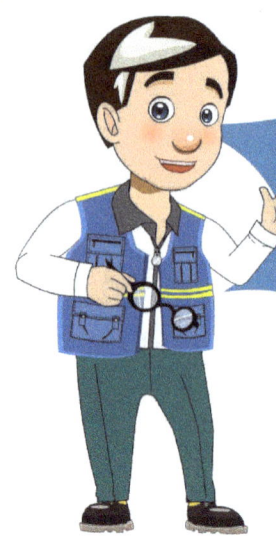

2 心理疏导：

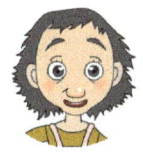

我孙子老惦记着玩不吃饭，要是我们不喂饭，孙子饿着肚子就怕儿子媳妇不高兴。

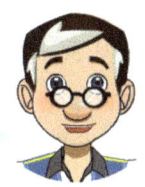

关于孩子自理能力的教育，不应该全部由爷爷奶奶来负责。教育孩子边界要明确，那就是：主角是父母，老人作协助。如果父母不管孩子，全都让老人包办，既让老人为难，也不利于孩子成长。

3 心理问答：

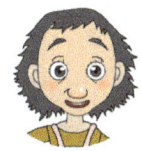

儿子媳妇忙，能不能请个老师专门培养孙子的自理能力？

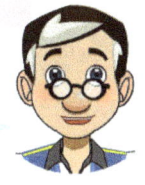

亲子教育是任何其他教育都不可取代的，为了后代，年轻人必须负起当父母的责任。

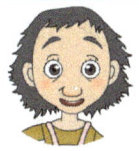

我和老伴时间多，而且我们养过孩子有经验，能帮上什么忙吗？

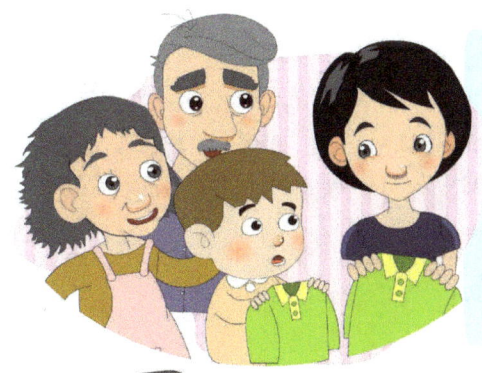

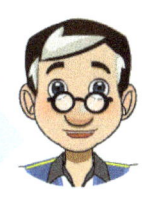

你们可以利用自己的优势，帮助儿子媳妇拟定孩子的自理计划，逐步安排一些小任务给孩子。提醒儿子媳妇下班之后，尽量抽出点时间进行指导、检查。

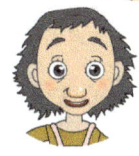

我们不图别的，就希望孙子健康成长，就按万教授说的办吧。

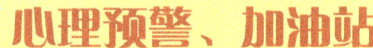

心理预警、加油站

1. 要提高孩子的自理能力，势必要进行合理的引导和教育，老人可以多学习相关知识，提高自己对这个问题的接纳程度和认识程度，更好地配合子女对孩子进行这方面的教育。
2. 如果察觉到周围有老人在带孩子的过程中时常流露出烦恼和焦虑情绪，请多和他们说说话，安抚他们的情绪。
3. 万一发现老人长时间处于情绪低落、兴趣减退的状态，甚至做出一些自我伤害或者伤害他人的举动，建议前往相关的心理机构寻求专业的咨询和治疗。

多知道点

正确看待隔代的爱

上海市一所学校对学生家庭调查发现，溺爱型家庭所占比例高达40%，隔代溺爱更为严重。年轻父母缺乏经验，祖辈又不能传授成功的经验，一味溺爱，只会给今天的家庭教育乱上添乱。

隔代如何爱

这不仅需要父母和祖辈间相互配合，也需要老年人自身保持生命活力，永葆精神青春，努力学习，不断完善自我。老年人要当好"隔代家长"，就必须不断接触和学习新知识、新事物，进而在孩子健康成长的过程中发挥积极作用。

有研究者总结了成功隔代教育的条件和特点：
- 身体健康，精力较好，心态年轻，乐于养育孙辈。
- 心理健康，情绪稳定，没有精神障碍或偏差。
- 家庭和个人卫生习惯良好，不吸烟，不酗酒。

- 了解孩子的饮食营养和生活护理等常识。
- 性格开朗，人际交往能力强，不固执偏见，对孩子有耐心。
- 喜欢户外活动，常带孩子外出认识周围世界。
- 有一定的文化基础，能对孩子进行启蒙教育。
- 对孩子慈爱宽容，但不纵容、不溺爱，善于引导教育。
- 能细心观察孩子的身心变化，及时与孩子的父母交流沟通。
- 愿意并善于吸收新知识、新观念，用现代家庭教育理念与方法教育孩子。

我们希望隔代的爱，不是溺爱，而是善于引导的爱、不失理性的爱、健康的爱。

第三节
不逼孙子学钢琴，万一将来没出息怎么办？

 情景案例

老张是个钢琴迷，当年因为家庭经济条件差，没能好好学；现在，老张希望孙子能实现自己的钢琴梦，可是孙子每次学钢琴都生闷气。遇到这种情况，老张应该怎么办？

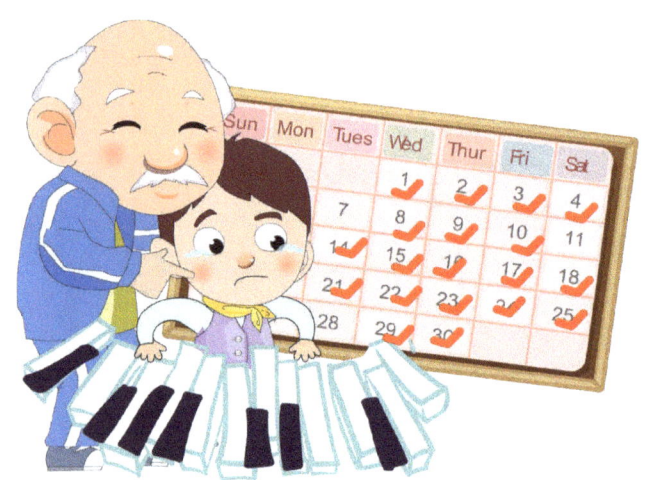

钢琴是我心头爱，
当年家贫没学成。
如今愿望传孙子，
誓要成为钢琴家。

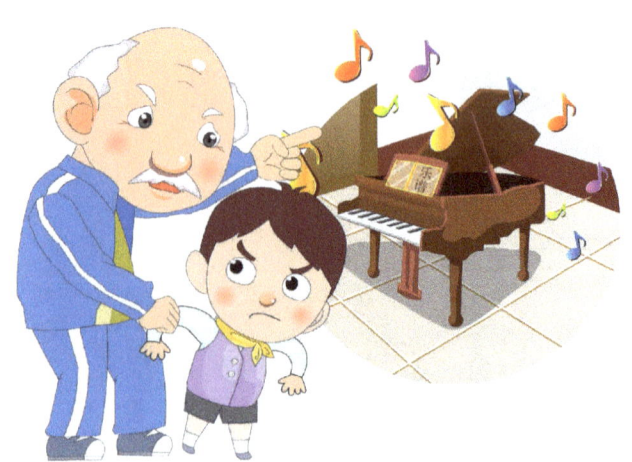

唉，孙子固执不学琴，
不学琴！

 **解决方案**

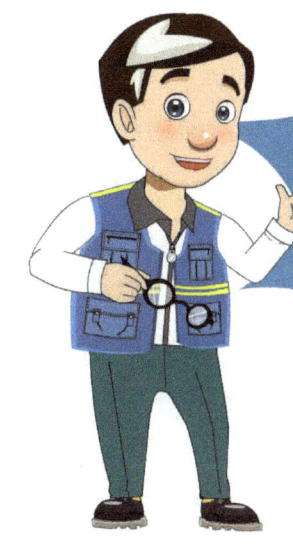

望孙成龙，找对方向，因势利导，事半功倍。

 **心理分析：**

老张，您希望孙子成才，初衷是好的，但是如果违背孙子的喜好，勉强他做不喜欢的事情，反而不利于他健康成长。要知道，强扭的瓜不甜。其实，您这种心理很多人都存在，这是补偿心理引起的。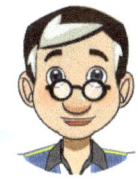

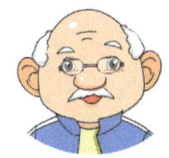 什么是补偿心理啊？

老人退休后以家庭为主，就会把情感寄托在孙辈身上。还有一些老人，年轻时有遗憾，就把希望寄托在孙辈身上，为的是让自己的心理得到补偿和满足。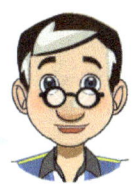

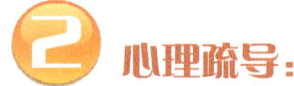 **心理疏导：**

每个孩子都是独立的个体，都有自己独特的个性，有属于自己的特长和爱好。作为孩子的领路人，应该仔细观察和了解孩子的自身优势，因势利导地帮助孩子培养能力和兴趣，才能事半功倍地促进孩子成才。

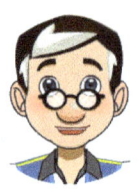

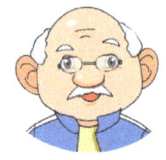

 **心理问答：**

现在很多小孩都会弹钢琴，要是我孙子不会，被人笑话怎么办？

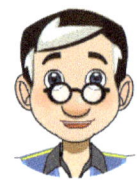

俗话说，尺有所短，寸有所长。如果根据孩子的爱好培养他，会达到意想不到的效果，到时候就等着别人来羡慕您吧。

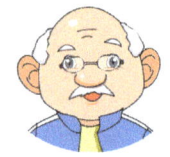

我不知道孙子的爱好和特长，这怎么办？

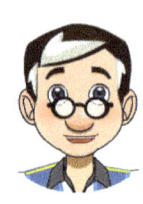

平常仔细观察孩子喜欢做什么，鼓励孩子积极表达自己的愿望，也可以与他的父母和老师多沟通，发现孩子的爱好和特长。

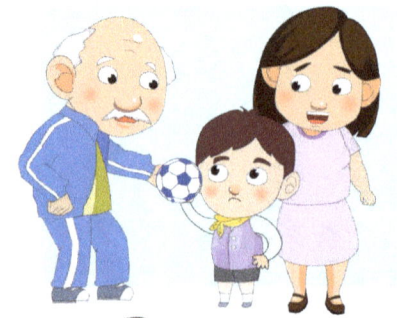

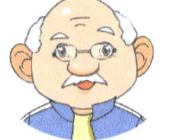

我希望孙子能成才，既然我的方法行不通，就听万教授的吧。

心理预警、加油站

1. 老年人可以多了解掌握相关知识，提高自己对这个问题的认知程度，更好地配合子女对孩子进行教育。老年人在培养孩子的兴趣爱好时，应根据孩子的特点和喜好因势利导，进行合理的教育。
2. 如果察觉到周围有老人在辅导孩子学习的过程中时常流露出烦恼和焦虑情绪，请多和他们说说话，安抚他们的情绪。
3. 万一发现老人长时间处于情绪低落、兴趣减退的状态，甚至做出一些自我伤害或者伤害他人的举动，建议前往相关的心理机构寻求专业的咨询和治疗。

多知道点

80岁只是学习的开始

在当今终身学习的信息时代，很多老年人选择不断自我充电，提升自己的文化品位，永远给自己希望。冰心老人在80岁后还创作了许多优秀的作品，她曾经说过：人生从80岁开始。虽然老人们在人生之旅上已经迫近"黄昏"时光，但依旧可以展示"夕阳无限好"的美丽新生命。

下面看看老王的故事：

老王是个退休干部，在解放前读书很少，退休后和孙子难以交流。家里虽然有电脑、单反相机，但是他不会操作，孙子要爷爷帮忙拍照片，老王老是拍得歪歪扭扭，孙子也很不满意。两年前，老王下决心报了摄影班，学习中发现摄影不但需要技术，还需要全面提高自己的素质，于是更加努力地投入到学习之中。

现在老王取得了很大进步，并在省摄影比赛中获奖，还经常给《老年报》投稿。他还经常去外地采风，不但丰富了业余生活，身体也得到了锻炼。

老王的成功，靠的不仅是毅力，更是观念的更新，让自己永远拥有希望。

第四节
万一退休没用了,大家不理睬我怎么办?

 ## 情景案例

老赵今年刚刚退休,他发现同事对他不像以前恭敬了,亲戚朋友也不像以前热情了,和老伴也经常因为小事争吵。遇到这种情况,老赵应该怎么办?

退休之后烦恼多,同事对我不恭敬。

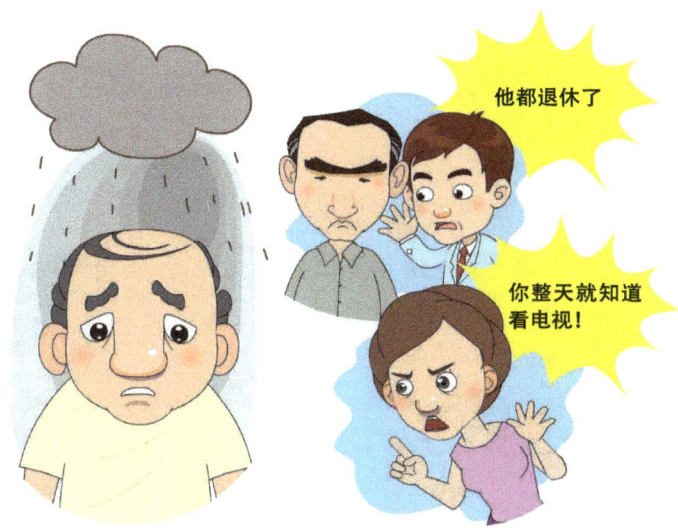

亲戚朋友冷落我,老伴和我来吵架。唉,人人嫌弃我没用,没用了!

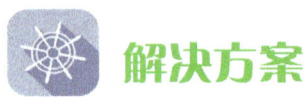 **解决方案**

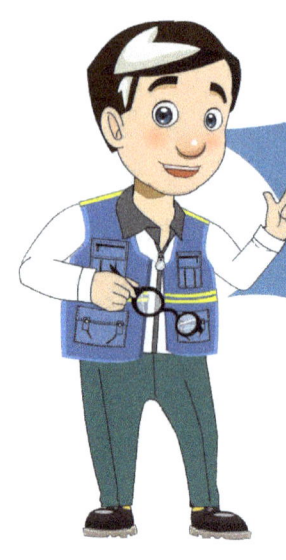

积极调节退休情绪，重新开拓精彩生活。

 **心理分析：**

老赵，您可能是因为退休引发了情绪失衡，如果继续发展下去，有可能会得退休综合征。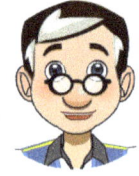

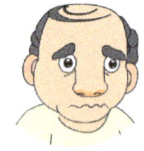 家里人也这么说，这退休综合征是怎么引起的呢？

退休综合征指一些老年人因无法适应退休生活而表现出消极情绪，容易不满，看身边的人不顺眼，对某些小事纠缠不休。原因主要有两点：一是觉得不再被人需要，觉得自己没用了；二是害怕退休之后会孤单，产生了抵触情绪。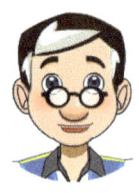

2 心理疏导：

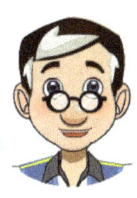

与其担心逃避，不如积极面对。退休是每个人都会经历的过程，谁都没办法让时间倒流，不如就顺其自然。养成良好的生活习惯，注意身心健康，积极培养兴趣爱好，生活肯定比现在更精彩！如果您觉得还是工作有意义，可以找一份力所能及的工作，发挥余热，保证您想空都空不下来！

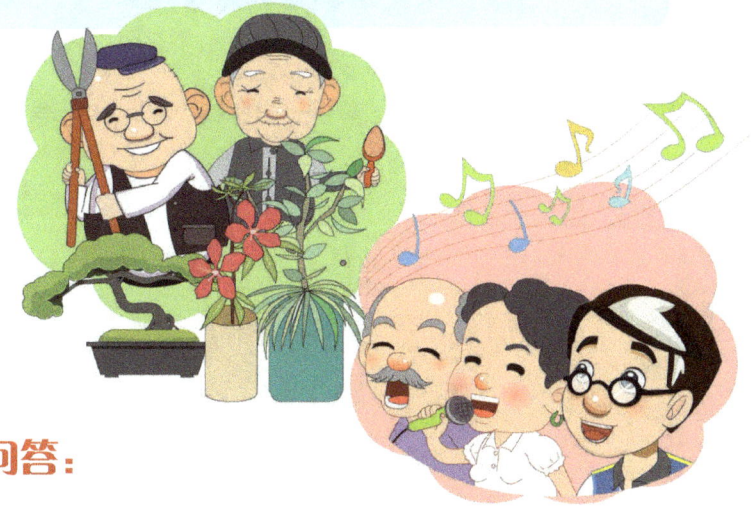

3 心理问答：

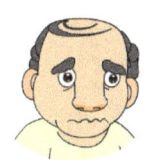

我这个人平时不太爱跟人说话，参加老年社团恐怕会不自在，怎么办？

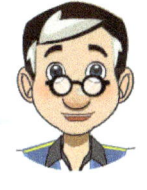

老赵，您平时有什么兴趣爱好吗？

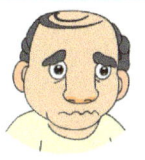

我没什么其他爱好，平时就喜欢盆栽花卉。

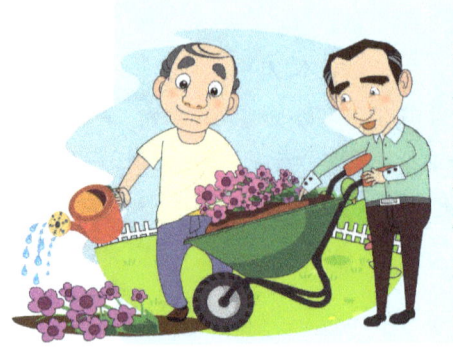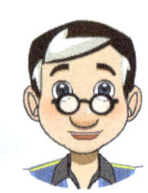

在老年大学也有盆栽课，有很多和您一样喜欢盆栽的老年人，都在那里上课，您不妨参加试试，在那里您一定可以找到同道中人！学习不仅可以促进大脑发展，延缓智力衰退，还能让您认识更多朋友，实在是一举两得。

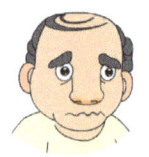

听你说的老年大学这么好，那我就参加试试看吧。

心理预警、加油站
退休前后会经历的四个阶段

1. 等待期，也就是即将退休的这段时间。老人心中经常会计算着自己离开单位的时间，思考以后的生活，容易出现迷茫、焦虑的情绪。
2. 离职期，也就是从开始筹备退休到正式离开工作岗位的这段时间。在这个阶段，很多老人都会产生不适应感，将第一阶段中的焦虑、恐惧情绪放大。
3. 退休期，也就是正式退休一段时间之后。大多数人在这个阶段开始逐渐接受自己已经退休的事实，情绪从激动变为平稳。但也有一部分人的不良情绪不但没有消退，反而越积越深，此时最容易产生心理疾病，如果处理不及时或者不正确，很容易使老人一蹶不振，失去接受新生活的兴趣和勇气。退休的到来会让人因为无法改变的失落而感到哀伤，而这种哀伤却又解

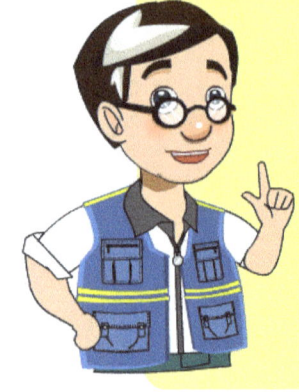

放了我们，让我们获得了创造性的自由、人生的进一步发展以及快乐拥抱生活的能力。

4. 适应期。到了这个时期，大多数人都能够完全适应退休后的生活了。

 **多知道点**

读书使晚年生活更丰富

退休之前，我们的价值多来自外部对自己的肯定，而退休之后，这种外部评价逐渐减少。这并不是什么坏事，因为我们可以开始为自己活了。如何丰富自己的退休生活，读书是一个好方法。

·读书可以修身：读书越多，修养越好，腹有诗书气自华。

·读书可以增智：人的智慧高低取决于掌握知识的多少，而知识的主要载体就是书籍。

·读书可以怡情：读书是一种享受，尤其当在书中找到了些许答案和启发时，快慰无以言表。

·读书可以去病：心理学家认为，读书可以转移注意力，尤其是对过度担心生病可能导致的神经性功能性疾病，有解忧去病之功效。

·读书可以忘忧：人生一世，难免经历忧愁和烦恼，何以解忧？唯有读书！

·读书可以延年：向来仁者寿、智者乐，多读书才能成为仁者、智者，延年益寿。

读书的好处不止于此，书还是生活的印证，老年人可以在书中寻找这种对生活的印证，获得对人生真谛的感悟。正所谓"莫嫌老圃秋容淡，且看黄花晚节香"。当此学习型社会，多读一些书吧！

第五节
万一比不上别人，被人嘲笑怎么办？

 情景案例

老张的儿子经常陪老张下棋，可是老张总还埋怨儿子不思进取，原来，老张的邻居老李有个开宝马的儿子，老张因此觉得心理不平衡。遇到这种情况，老张应该怎么办？

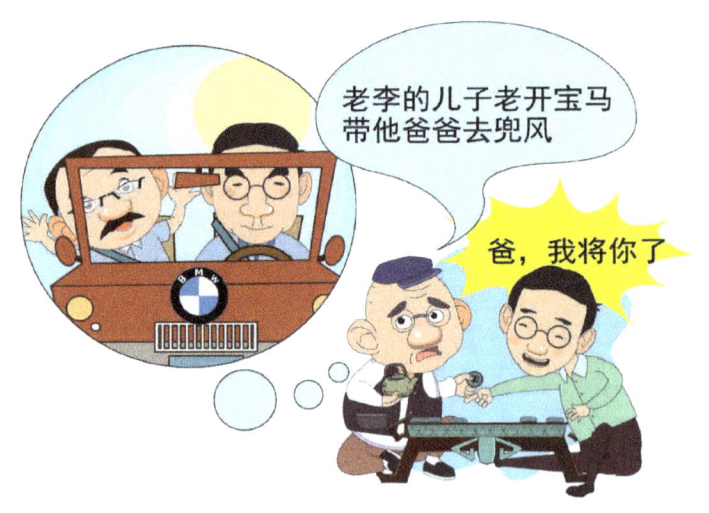

老李儿子开宝马，人人都夸真阔气。

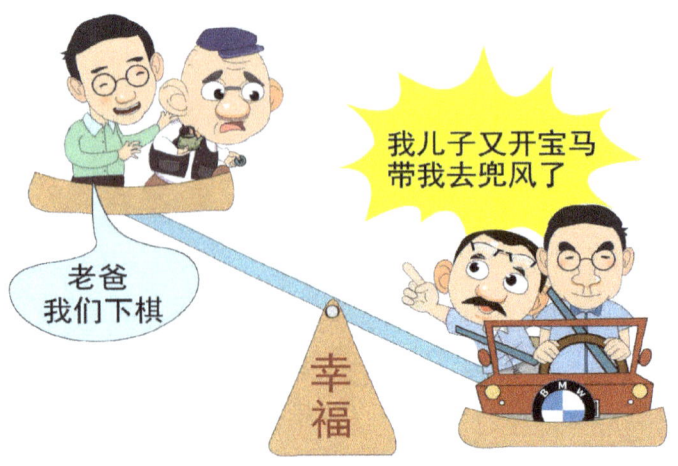

我家儿子不进取，怕人说是没出息。唉，我这家长没面子，没面子！

 ## 解决方案

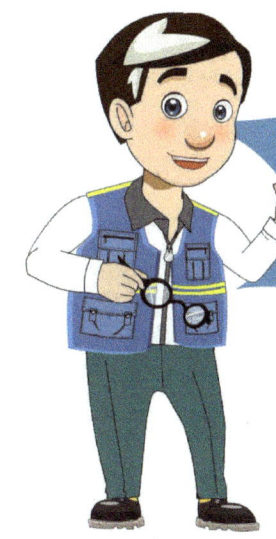

适度比较，促进发展，接受现实，珍惜幸福。

 **心理分析：**

拿自己的孩子和别人孩子比较的情况在老年人中非常普遍。其实，适度的比较能够激励老人，对于促进家庭的发展和生活质量的提高，具有积极意义。

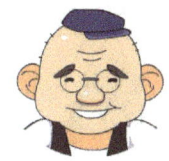

是啊，我就是希望我儿子努力工作，争取像老李的儿子一样，开上宝马！

适度比较确实挺好，可是过度比较就成了攀比，导致心理长期不平衡，就很容易把消极情绪发泄到身边人身上，最后伤害的还是自己和家人的身心健康。

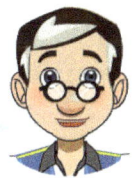
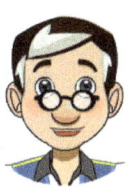

 **心理疏导：**

家庭幸福不能完全用金钱来衡量，一家人相互包容和珍惜，抓住眼前的幸福比什么都重要。您儿子虽然钱赚得不多，但是他一有空就陪您下棋，说明他很孝顺，这是您的福气啊。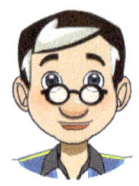

 **心理问答：**

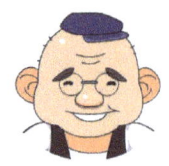 我攀比是不好，可是我催儿子努力工作多赚钱，这也不算错吧？

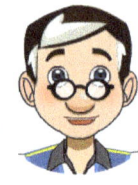 年轻人有自己的愿望，也有追求独立的自由，您可以和儿子多沟通，了解他的想法，引导他做出正确的判断，切勿说出过激的话或采取强制的方法。

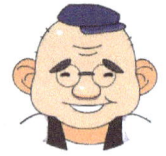 老李儿子是有钱，可老李的身子骨没我好，我决定不跟他比儿子，就跟他比身体状况，怎么样？

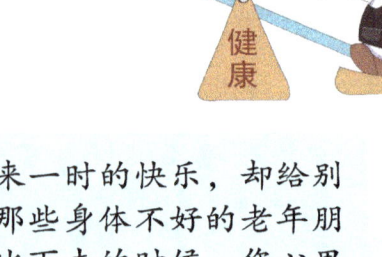

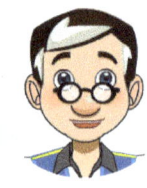 过度攀比虽然会给您带来一时的快乐，却给别人造成了心理负担，尤其是那些身体不好的老年朋友。当您儿子被老李的儿子比下去的时候，您心里会不舒服，那些身体不好的人也是这样。

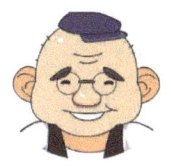
要是连身体健康都不能比,我就样样比不过别人,太不甘心了!

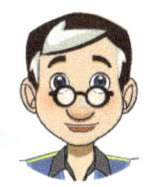
其实适度比较还是具有积极意义的,通过比较可以发现不足,取长补短。您帮助老李锻炼身体,同时可以请老李的儿子和您儿子多沟通,发展事业,这样就两全其美了。

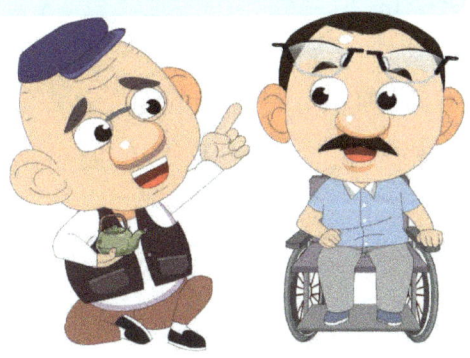

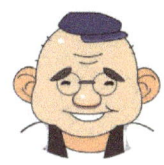
万教授说的是,我都已经是耳顺的年纪了,确实应该换个角度看问题了。

心理预警、加油站

1. 老人退休之后,需要一段时间去接受现在的生活和处境。在此期间,情绪会比较不稳定,子女和亲人可以多和他们沟通,让他们能够慢慢接受现实,更好地活在当下。
2. 如果察觉到周围有老人常有攀比之心,且时常流露出烦恼、愤怒和焦虑的情绪,请多和他们聊天,也可以和他们分享一下自己的经历,让他们明白,各家都有各家的烦恼,安抚他们的情绪。

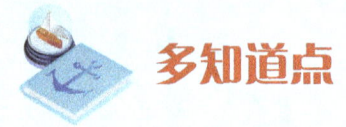 **多知道点**

代沟

代沟就是代际之间的差异，阻碍了老年人与小辈之间的交流，包括思想上和生活上的。产生代沟的原因是每一代人的阅历都不一样，加之成长的社会、家庭环境和所受的教育也有很大的差别，因此形成的思维方式和观念都会大相径庭，最终导致了互相之间看不惯。比如青年人爱听流行歌曲，这是因为流行歌曲折射了他们许多相似的人生片段，而老年人更爱戏曲或者怀旧的歌曲，那些艺术作品同样是老年人当年人生不同侧面的写照。无论哪个年代都有当时的时尚和流行。

社会心理学家认为代沟正是人类社会进步发展的必然现象，尤其在中国，社会正处于高速转型期，代际之间的差距就显得更加突出。

我们可以怎么做

1. 老年人要理解年轻人的心理特点

对他们追求自己理想，表达自立等愿望给予最基本的尊重。切勿采取强制性的做法，应当启发他们独立思考，让他们做出自己的判断。

2. 两代人多沟通

当两代人出现矛盾时，要能坦诚地进行交流，老人不必摆家长的架子，年轻人也要学会心平气和地讲话，毕竟一家人没有什么深仇大恨。社会心理学家也提出接触理论，以减少代际之间的偏见。代际并非真实的存在，而是一种心理的存在，接触可以使代和代之间的心理联系连续起来。

第六节
万一消费观念不同,和老伴常吵架怎么办?

 情景案例

孙阿姨的老伴李先生退休之后经常出去跳舞吃饭,而孙阿姨比较节俭顾家,经常责怪老伴浪费钱,李先生也因此不待见孙阿姨。两个人的关系越来越僵,为了一点小事就吵架,遇到这种情况,孙阿姨应该怎么办?

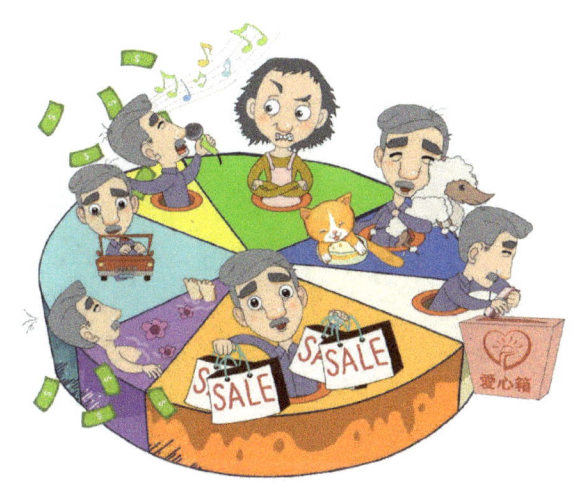

老伴花钱不计算,
又下馆子又跳舞。
我只数落他几句,
他就蹬鼻又上脸。

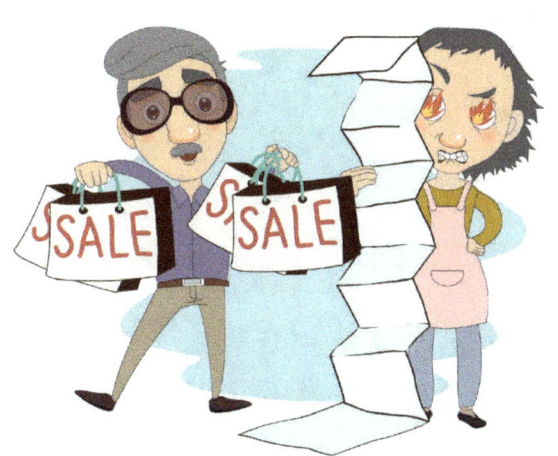

唉,嫌弃我抠门没情趣,
没情趣!

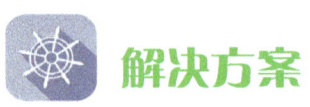 解决方案

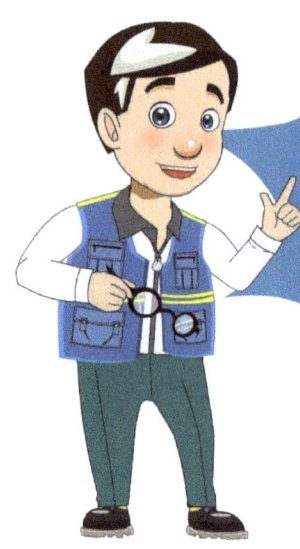

夫妻吵架本平常，相互理解多和睦。

1 心理分析：

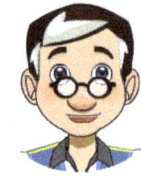

舌头和牙齿挨得近，总免不了磕碰；对大部分夫妻来说也是这样，天天待在一起，一辈子不吵架是不可能的。

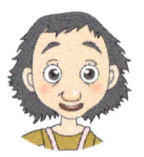

其实，我也就数落老伴几句。他爱花钱有错在先，可他还不服软，这我能不跟他吵吗？

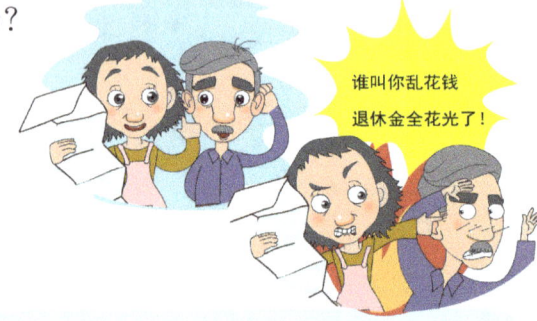

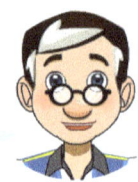

夫妻之间吵架，很多人不愿意妥协都是为了面子。夫妻双方谁都不愿意服软，结果就越吵越凶，反而伤害了自己和爱人。

 **心理疏导：**

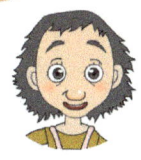
我也不想吵架，可问题是我没有错，要我先低头是不可能的。

注意，夫妻吵架通常不是是非问题，而是角度问题。家务事往往没有确定的答案，如果有了争执，应该去努力体会对方的真正意图，比较两人之间意见的差异，才能真正解决问题。

 **心理问答：**

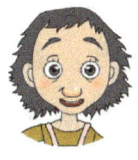
我就是希望老伴稍微节制一点，可是他太固执了，我让他姐姐帮我一起劝他，他还发火了呢。

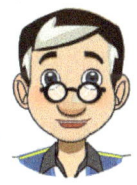
李先生可能认为您在拉拢他，议论他犯了错误。这反而会激化矛盾，所以，一般不要在第三人面前吵架。

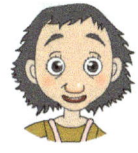
唉，摊上这样爱花钱的老伴，我真是苦命啊。

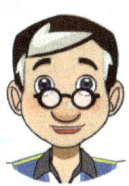
孙阿姨，您是不喜欢老伴花钱大手大脚还是因为您存钱他花钱心理不平衡呢？

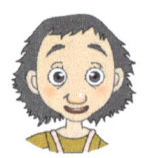

说实话,谁不喜欢花钱?可要是我们都花钱像流水一样,家里早就吃空了。

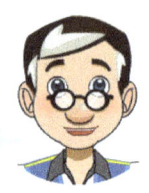

孙阿姨,您有节俭的美德,为家里做了不少贡献,相信您老伴不会不理解。您可以把真实的想法告诉老伴,和他积极沟通,达成一致的消费观念。如果您以情待他,相信他也不会无理取闹的。

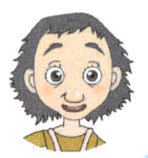

老都老了,两个人和和睦睦过完下半辈子才是最重要的,我就按您说的试试吧。

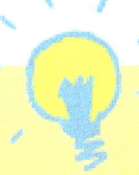

心理预警、加油站

1. 人的需求表现在各个方面,对老年人来讲,随着年岁增加,生理机能和社会职能都已经发生了不可逆转的变化,因此老年人和谐婚姻的需求也具有特殊性。首先,经济支持是基础,有无稳定的经济收入来源,是老年人能否衣食无忧地度过晚年生活的基本保障。其次,生活照料方面的需求主要取决于老年人的身体情况,也可以通过社会服务、公益服务等形式予以实现。最后,精神慰藉表现为老年人能否获得所需的精神安慰,是否能够精神愉悦、安心地度过晚年。由于精神需要难以把握又因人而异,因此老年人的精神慰藉就成为最高层次,也是最难以满足的需求。

2. 如果察觉到周围有老人在和老伴相处的过程中时常流露出烦恼和焦虑情绪,请多和他们聊聊天,安抚他们的情绪。

3. 万一发现老人长时间处于情绪低落、兴趣减退的状态,甚至做出一些自我伤害或者伤害他人的举动,建议前往相关的心理机构寻求专业的咨询和治疗。

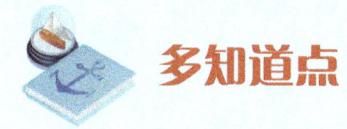
多知道点

老年人的性

2007年，韩国导演朴镇彪的《人生七十好年华》在韩国上映，影片以纪录片的形式，描述了爱情和性给老年生活带来的巨大改变。影片呼吁首先要对老年人的性消除偏见，需要有一个正确的认识。

一提到老年人的性，许多人就会抱以"老不正经"的看法，仅仅将性看成是繁衍后代的手段。其实，如今无论是哪个年龄层的性，都早已不仅是繁衍本身，而是一种象征，一种表达。进入老年，人的性心理也开始发生变化，主要有：

·性角色的变化。由于老年妇女的身体比男性普遍要健康，因此老年妻子对丈夫照顾比过去多。对丈夫来说，退休后社会活动相对减少，家务相对增多，不自觉在某种程度上变得婆婆妈妈起来。从性别角色上，男性的气质开始日益趋于中性。

·性生活心理变化。老年人由于生理机能发生了明显变化，性能力也随之受到某种程度的影响。导致许多老年人对性产生了迷惑和犹豫。无论是男性还是女性，都担心自己生理上的衰老，常和自己年轻时相比，有一点变化就感到惊慌。

·性心理认识的误区。许多老年人认为性仅仅是繁衍后代，或认为不该再有性能力的心理预期，或认为绝经期后妇女的性兴趣会普遍减退等。

其实老年人应该享受晚年"性"福。老年夫妇不纵欲、不禁欲，保持适度的性生活，这样既有益于健康，又符合长寿之道。和谐的性生活可以促进内分泌增加，增强神经免疫功能，减少疾病的发生。

此外，性爱也是化解夫妻矛盾的最佳良药。夫妻之间发生矛盾在所难免，再美满的婚姻、再亲密的夫妻也会产生误会和争吵。巧妙利用性爱来化解，争吵过后一切维持常态，不论争吵激烈程度如何，也不要分室或分床。

第七节
万一媳妇照顾不好儿子，我心疼怎么办？

 情景案例

沈阿姨照顾儿子特别细心，现在儿子结了婚不跟自己一起住，沈阿姨总担心媳妇照顾不好儿子，整天感觉惶恐不安，还很讨厌媳妇，认为媳妇抢走儿子。遇到这种情况，沈阿姨应该怎么办？

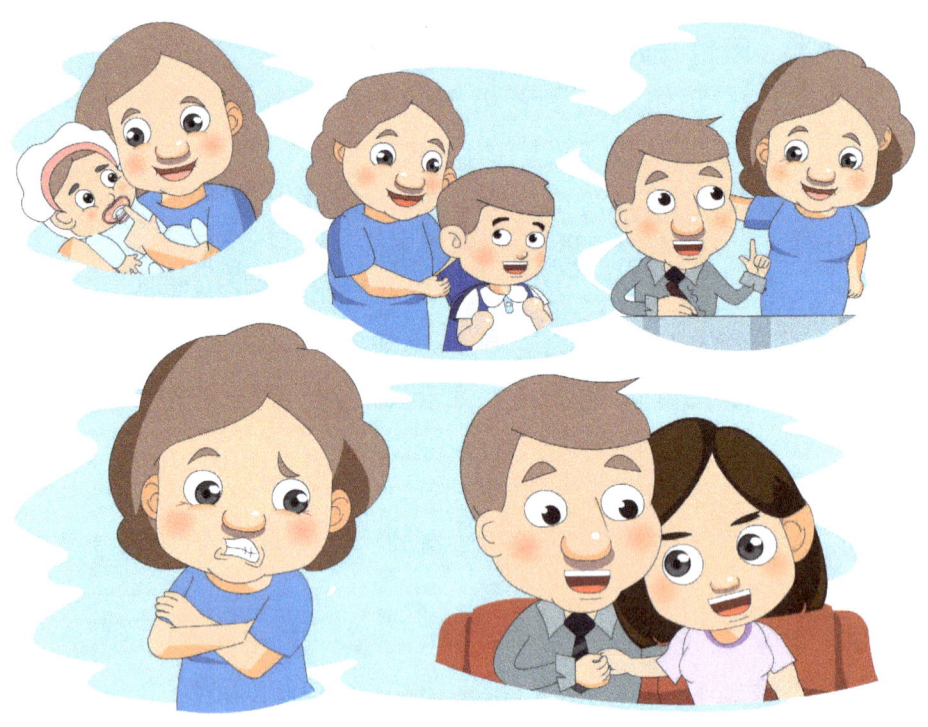

我就一个独生子，
细心养育三十年。
儿子结婚分开住，
就怕媳妇不上心。
唉，照顾我儿子不周全，不周全！

解决方案

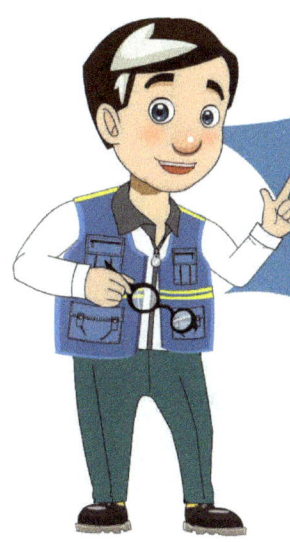

夫妻关系做主导，放手自由给儿子。

1 心理分析：

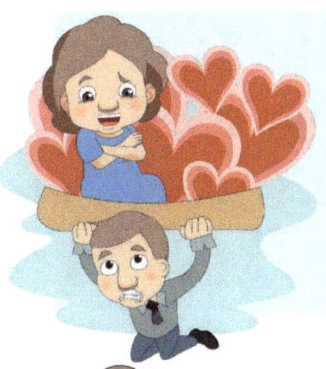

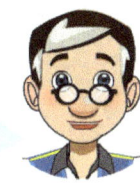
一些父母总担心孩子离开自己不行，这是因为他们长期过多地关注和爱护孩子，对孩子产生了依赖心理，也就是所谓的恋子情结。事实上，并不是孩子离不开父母，而是父母离不开孩子。

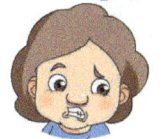
这么说，是我产生了恋子情结，怎么会这样呢？

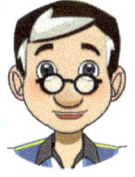
沈阿姨，我猜您和您先生的关系不是很好。

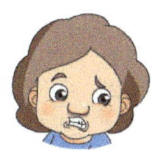
是啊，我和先生经常吵架，可是这和恋子情结有什么关系？

夫妻一方在伴侣那里没有得到应有的关注和爱护，从而转嫁给了子女，这就是恋子情结产生的原因。

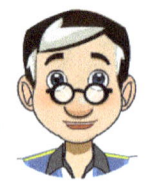

 **心理疏导：**

沈阿姨，您应该注意缓解并消除恋子情结。和睦的夫妻关系是家庭的定海神针，如果夫妻关系占主导地位，这个家庭就会稳如磐石，不容易出现大的问题。所以，沈阿姨，您首先需要摆正心态，不能仗着有儿子的关心，就漠视和丈夫的关系。同样的，您也应该认识到，儿子已经成立了新的家庭，他应该以自己的夫妻关系为主导。

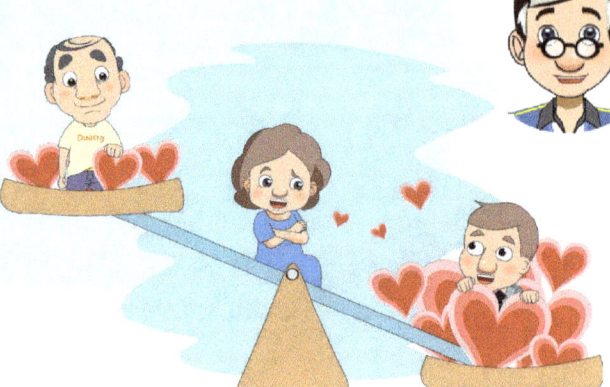

 心理问答：

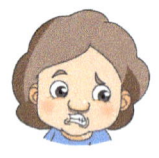

我媳妇现在把我儿子迷得团团转，要是以后儿子有了媳妇忘了娘，怎么办？

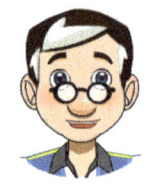

您觉得儿媳把儿子抢走了，这是嫉妒心妨碍了您的判断。事实上，媳妇不但不会和您争夺儿子，反而使您儿子得到了更多的爱，您应该为儿子高兴才是。

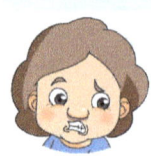

我只是想多陪陪儿子，可是我媳妇一见我去看儿子就不高兴，这怎么办？

沈阿姨，您和媳妇关系不好，反而会让您儿子两面受气当受气包。爱孩子不是为了满足自己的私心去干扰他的生活，而是应该主动处理好和媳妇的关系，放手让小夫妻开创新生活，这样您儿子才会感到幸福。

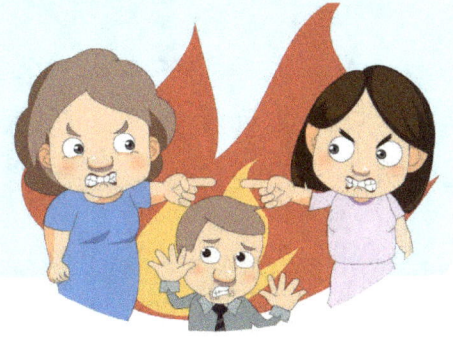

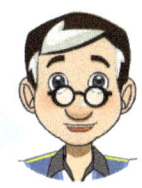

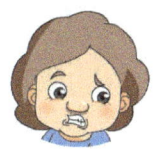

为了儿子，我也试着放放手吧。

心理预警、加油站

1. 许多年轻人是家中长期被照顾的对象，如今自己成立了家庭，独立自主再也不是一句空话了。年轻人只有负担起自己的那份责任，才能让老人慢慢放手，真正放心。
2. 如果察觉到周围有老人在处理家庭问题的过程中时常流露出烦恼和焦虑情绪，请多和他们聊聊天，安抚他们的情绪。
3. 万一发现老人长时间处于情绪低落、兴趣减退的状态，甚至做出一些自我伤害或者伤害他人的举动，建议前往相关的心理机构寻求专业的咨询和治疗。

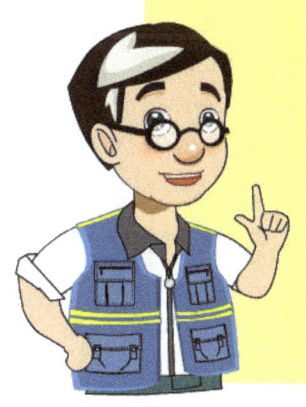

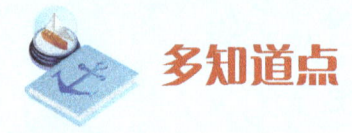 **多知道点**

婆媳关系

婆媳关系一直是两代人矛盾冲突的重灾区。由于这层关系中既没有婚姻关系，也没有血缘关系；既缺乏前者的密切性，又缺乏后者的稳定性，所以往往容易造成关系的裂痕，并且难以弥补。

如何调节好婆媳矛盾

首先，要互相尊重和谅解。婆媳双方都要承认对方有独立的人格和经济地位，双方之间的关系是一种平等的人际关系，应该给予对方最基本的尊重。

其次，要避免争吵。在家庭中发生分歧、产生矛盾时，双方需要尽可能地保持冷静的头脑。消极而强烈的情绪容易使人失去理智，导致冲突升级。

第三，要物质上的孝敬和情感上的交流相结合。媳妇平日里要经常嘘寒问暖，每逢老人身体不适，需要悉心照顾，使老人在精神上得到安慰。

此外，发挥儿子的中介作用也非常重要。儿子作为婆媳关系的中介点，对双方的性格特点最为了解，因此，儿子可以帮助婆媳进行心理沟通，在矛盾发生时也可以进行疏导。

最后，保持一定的距离可能是一种不错的选择。不要相隔太远，能够互相照顾；不用抬头不见低头见，减少摩擦的发生，对整个家庭的健康生活也会有一定的帮助。

第八节
万一宠物死了，没人陪我怎么办？

 情景案例

老刘的老伴很早就去世了，儿女也常常不在身边，十几年来老刘一直和宠物猫小白作伴。不久前小白到年纪死了，老刘内心受到巨大的打击，身体很快就垮了。遇到这种情况，老刘应该怎么办？

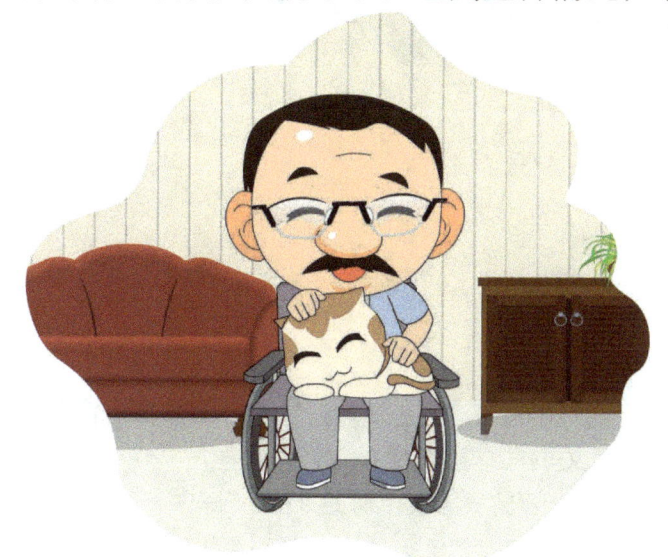

我的老伴去世早，
儿女常常不在家。
猫咪小白当朋友。

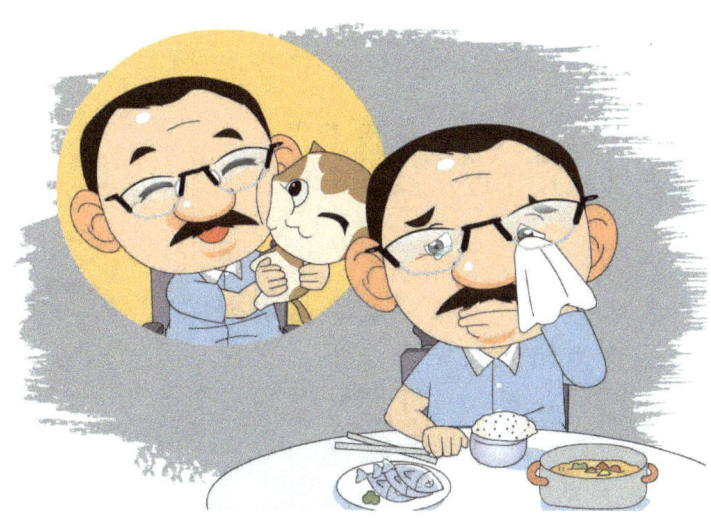

哪知小白归黄泉，
唉，我老刘从此没盼头，没盼头！

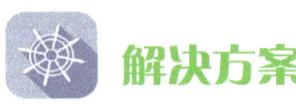 **解决方案**

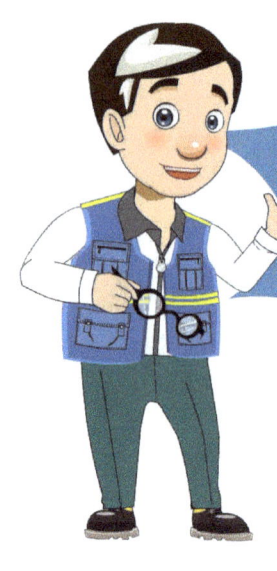

喜爱宠物，节制有度，
接触社会，排遣忧伤。

① 心理分析：

饲养宠物能缓解老年人的压力，减少生活中的负面情绪，具有积极意义；但是过度依赖宠物也会伤害到自己的身心健康，尤其是像老刘这样的独居空巢老人。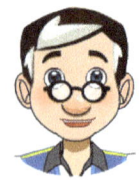

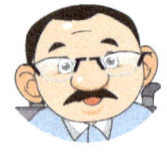 小白陪了我十几年，感情不比人差，我为它伤心怎么就成了过度依赖宠物了？

您的老伴、子女都不在身边，情感需求得不到关注和满足，转而把注意力倾注在宠物身上，这就是宠物依赖形成的原因。现在宠物没了您就茶饭不思，已经超过了一般人与宠物的亲密程度。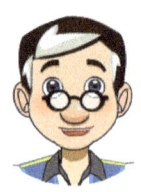

2 心理疏导：

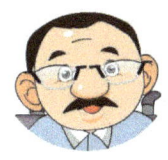

我也不想这样没精打采的，可我就是开心不起来，怎么办？

一般宠物的寿命都比人类短很多，猫死不能复生，既然分离不可避免，就只能尽量平静坦然地接受现实。另外，注意避免把宠物当作唯一的生活重心，可以多参与社区活动结交朋友，发展兴趣爱好。您知道吗？外面的世界很精彩，正等着您去发现呢。

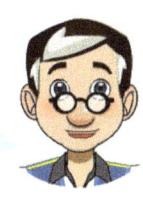

3 心理问答：

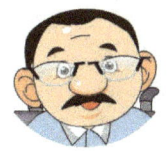

我不喜欢交际，就喜欢一个人待在家里，以前有猫咪陪我，现在不行了……唉……

其实，在老年社团里也有很多爱猫人士，您可以加入他们，相信您一定会找到志趣相投的人。

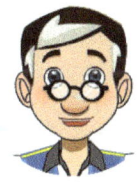

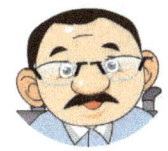

我现在看到猫就想起死去的小白，心里更加难受，怎么办？

或许您可以发展一下其他爱好。和老年朋友们一起学习、相互交流，不但能开阔眼界，还能帮助您尽快从失去宠物的郁闷中走出来。

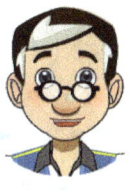

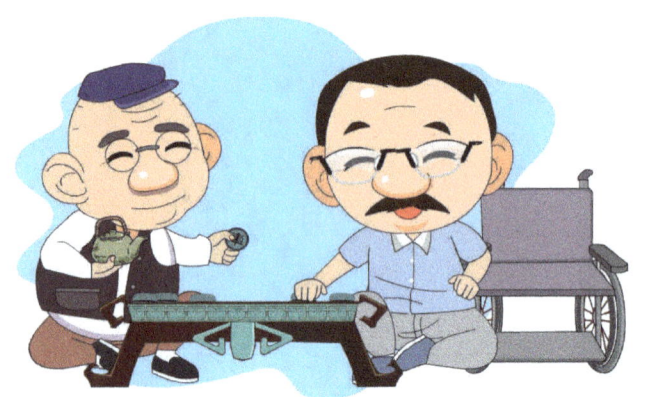

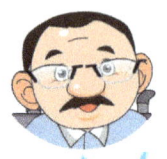 我试试吧,活了这么一大把年纪了,是不该再钻牛角尖了。

心理预警、加油站

1. 子女有机会可以多和老人沟通。尤其在老人遭遇对其意义深重丧失的时候,要多加理解和关心,时常和他们交流,帮助他们度过适应期。
2. 如果察觉到周围有老人在宠物离世之后过度悲伤,时常流露出烦恼和焦虑情绪,请多和他们说说话,了解他们的经历,安抚他们的情绪。
3. 万一发现老人长时间处于情绪低落、兴趣减退的状态,甚至做出一些自我伤害或者伤害他人的举动,建议前往相关的心理机构寻求专业的咨询和治疗。

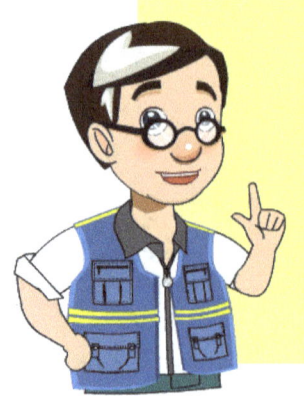

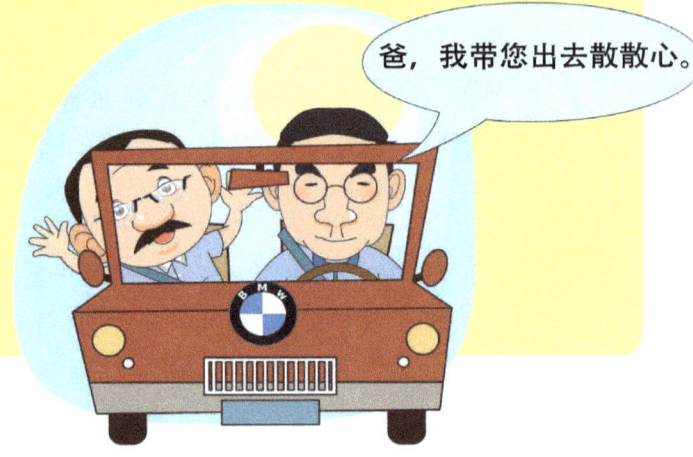

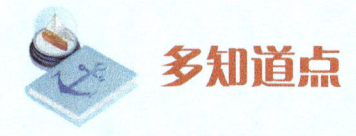 **多知道点**

空巢老人

所谓空巢老人,是指子女离家后的老年人家庭。根据不同的标准,可以分为几类:

一、纯空巢老人,包括单身空巢家庭和配偶空巢家庭;

二、类空巢老人,包括虽然子女不在身边,但其他亲属在身边的空巢家庭。

根据是否和配偶居住在一起,又分为绝对空巢老人(独居老人)和相对空巢老人(夫妻同住者)。

2007年第五次人口普查结果就发现,全国3.4亿个家庭中,至少有2340万名65岁以上的"空巢老人"需要社会照料。随着社会的发展,人口流动性和家庭结构的变化,这一数量还会不断增加。

空巢老人容易产生心理问题,如老年人的孤独和照料问题。家庭空巢综合征,即指当子女由于工作、学习、结婚等原因离家后,留在家里的老人因此产生的心理失调症状,主要表现为:心情郁闷、沮丧、孤寂、食欲减退、睡眠失调、容易哭泣、自责倾向等。

据一份关于老年人心理健康的研究报告显示,空巢期的老人表现出较强的人际交往需求、一定的自我实现需求以及较多的认同需求,这些需求往往容易被家庭和社会所忽视。

空巢期的出现,意味着家庭代际关系开始发生重要的变化,老人的社会角色也发生了变化。因此提供相应的心理咨询很有必要,帮助空巢老人逐步减少对子女的依恋,尽早将家庭关系的重心由父母与子女的关系转向夫妻关系。此外,也可以鼓励老人参与社区的居家养老服务,保障独居老人的日常起居,鼓励其拓宽人际交往,参加公益劳动,发挥自己的余热和价值。

第九节
万一儿子没了，老两口总吵架怎么办？

 情景案例

王阿姨和先生老来得子，感情非常和睦，可是几年前儿子出车祸去世了。从此后，老两口的性情大变，经常为了一点小事吵架。遇到这种情况，他们应该怎么办？

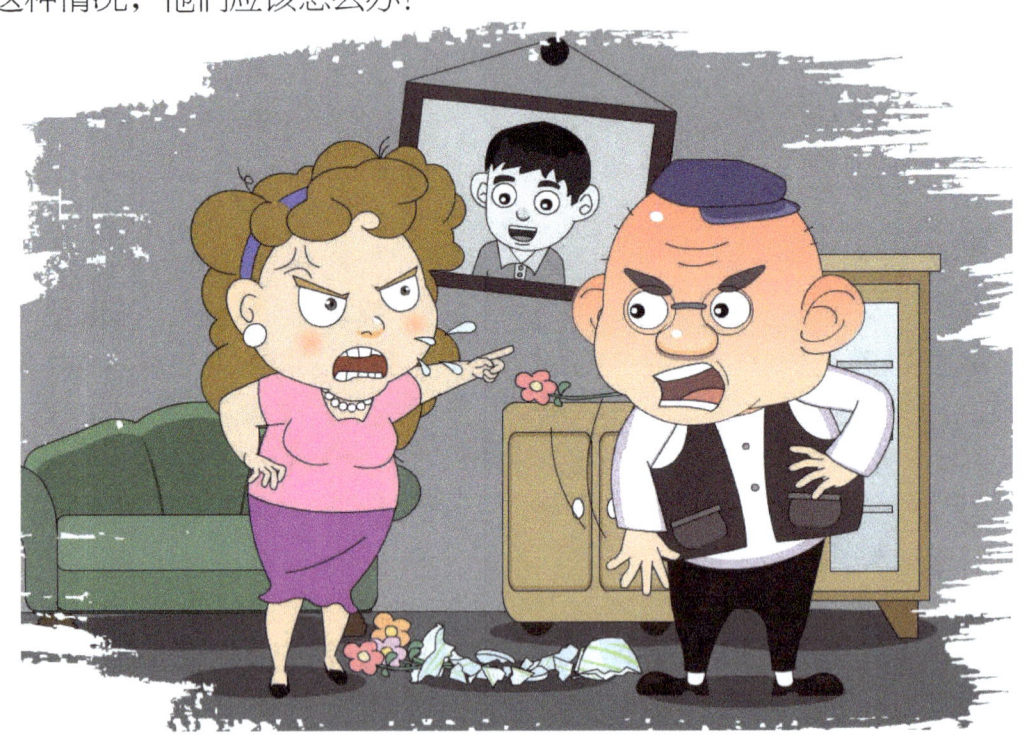

老来得了独生子，
哪知儿子出车祸。
命丧黄泉不归路，
家庭从此没安宁。
唉，我和先生总吵架，总吵架！

解决方案

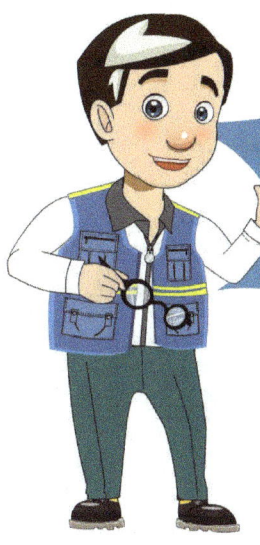

接受现实，缓解悲痛，相互关爱，珍惜幸福。

 心理分析：

在很多传统的家庭中，过日子过的就是孩子，夫妻成天围着孩子转。万一孩子突然没了，夫妻双方很容易找不到自己的位置，因此矛盾重重。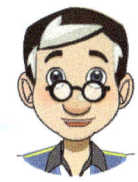

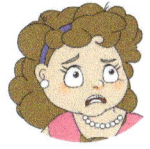我们是老来得子，特别爱他。现在儿子去世好几年了，可是一想到他，我还是忍不住想哭。

失去孩子的痛苦非常沉重。如果痛苦长期积压在心里，就很容易形成消极的情绪，看什么都不顺眼，夫妻之间的小摩擦也有可能引发血雨腥风。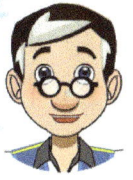

 **心理疏导：**

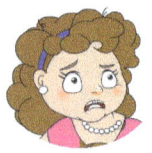
以前我和先生感情很好，我希望能不再和他争吵，该怎么办呢？

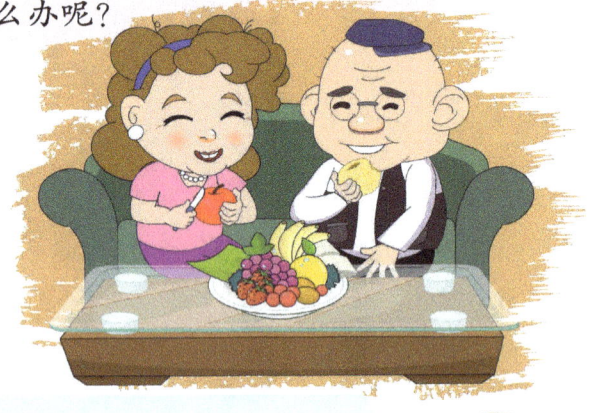

人死不能复生，既然事实不能改变，为什么不勇敢地接受现实呢？相信你们夫妻可以坚强地面对人生的风雨。另外，相互伤害只会让彼此的距离越来越远，你们已经失去了儿子，更应该彼此关爱，珍惜来之不易的幸福。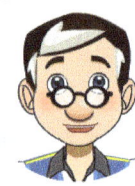

 **心理问答：**

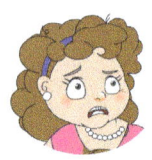
我也想和先生好好说话，可是没说几句就又擦出火花来了，这怎么办？

问问自己，为了一些小事真的值得吵架吗？慢慢学会包容对方，才能营造和平的家庭氛围。另外，学习赞美对方的优点，尝试说感谢的话，会让你们的关系更加融洽。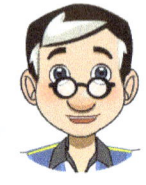

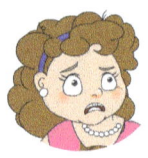
我们现在都不搭理对方，各做各的事情，就吃饭的时候说上几句，稍微不注意就吵嘴，怎么赞美感谢啊？

你们都把自己封闭得太久了，建议你们能找到共同的兴趣爱好，重新建立良好的沟通，一起出去走走散散心也是一个不错的选择。你们快乐了，你们的儿子也会安息的。

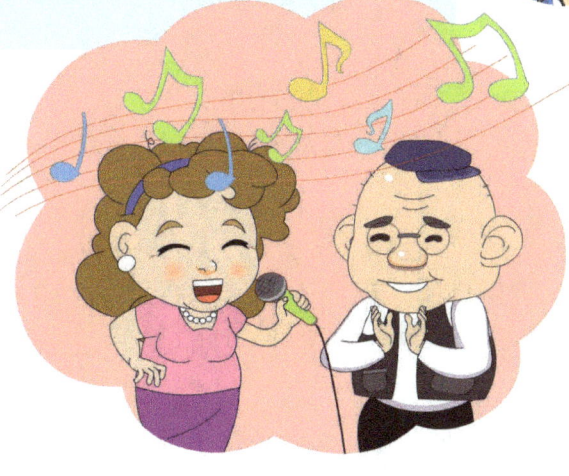

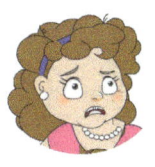

万教授，我听你的，为了儿子，我们一定要好好活着！

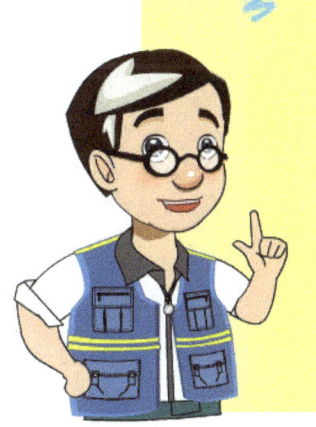

心理预警、加油站

1. 如果察觉到周围有失独老人时常流露出烦恼和焦虑情绪，请多和他们说说话，了解他们的悲伤和痛苦，安抚他们的情绪。
2. 万一发现老人长时间处于情绪低落、兴趣减退的状态，甚至做出一些自我伤害或者伤害他人的举动，建议前往相关的心理机构寻求专业的咨询和治疗。

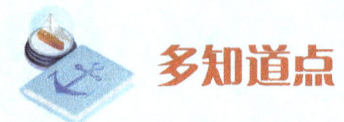 **多知道点**

老年旅游——拥抱大自然

　　大自然慷慨地赐予人类空气、阳光和水，它们以千姿百态吸引、愉悦着我们。祖国的锦绣山河、悠久的历史文化、丰富多彩的风俗人情都让人流连忘返。老年人在大自然中畅游，是一项非常有意义的活动。不仅能为老年人的生活添加新的乐趣，而且对老人的身心健康有良好的调节功能。

　　如今许多老年人旅游不跟团，也喜欢自由行了，无拘无束，既能饱览美景，又能自由地品尝美食，三五成群结伴而行。不过无论哪种形式都难免一时疏忽，或者麻痹大意，所以旅行之前记得多做功课，做个事前"诸葛亮"。

　　首先，要未雨绸缪，计算出游开支。带上老年证，可以享受一些景点的半价甚至全免优惠。其次，外出饮食一定要注意卫生，尽量清淡可口。另外，心脏病、高血压、糖尿病患者应随身携带药品，以免有时候旅游时间较长，耽误吃药。最后，即使遭遇了一些欺骗行为，造成了一些损失，也记得切勿怒火攻心，调整自己的心情，让大自然的美抚平烦躁焦虑的情绪。

　　旅游，是一种短期的生活方式，是一种审美活动，更是一种自由生命的自在体验。希望每一位老年人都能体会到这种从内心往外透出的愉悦享受。

第十节
老了还闹离婚，万一被人嘲笑怎么办？

 情景案例

沈阿姨的老伴黄先生退休后，脾气变得非常暴躁，经常为了一点小事大吵大闹，现在竟然还提出了离婚，这让沈阿姨心里又羞又恼。遇到这种情况，沈阿姨应该怎么办？

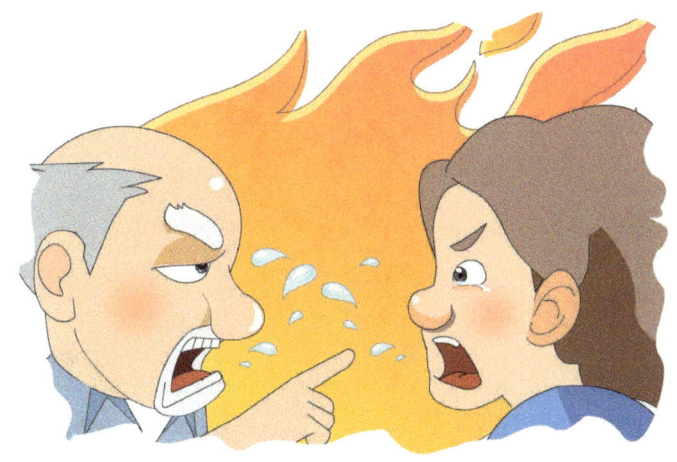

老伴退休脾气差，
小题大做针对我。

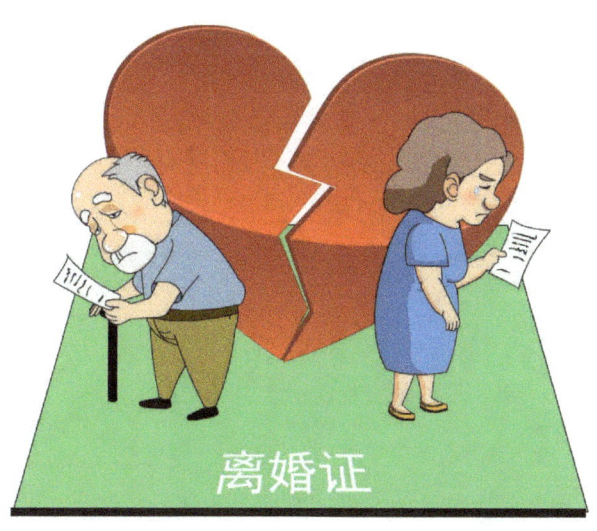

现在又来把婚离，
我这心里好气恼。
唉，一把年纪还
离婚，还离婚！

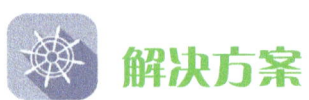

解决方案

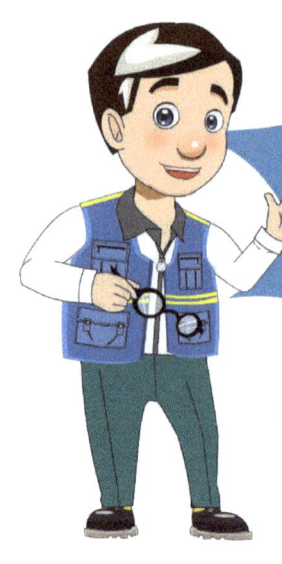

直面离婚,接受现实,调整心态,释放痛苦。

❶ 心理分析:

传统家庭都是男主外,女主内。一到退休,男性更容易产生心理落差。人的心理脆弱,就容易在小事上大动干戈,很多老年人离婚和这个原因脱不了关系。

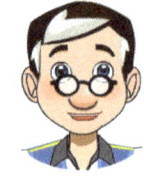

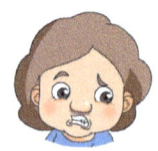

听您这么说,我先生确实是在退休之后脾气变得不好的。

另外,你们夫妻俩整天待在一起,黄先生没有工作,不能分散注意力,又缺乏精神寄托,就更容易跟您起冲突了。

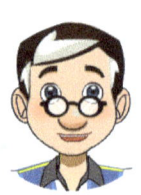

2 心理疏导：

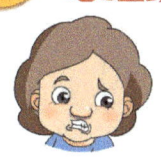

我以前没有发现我先生的问题，还处处针对他，可是现在婚都离了，后悔也没用了。

既然事情已经发生了，也不要再责备自己，调整心态开始新生活才是正经事。刚经历离婚这段时间特别容易感到沮丧，注意不要封闭自己的心，应该想办法排遣痛苦，让自己快乐起来。

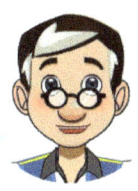

3 心理问答：

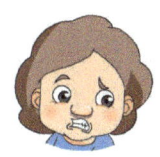

我一想到自己离了婚就害怕被人取笑，被人说是"坏女人"，怎么办？

其实，这些都是您自己胡思乱想出来的。最重要的是，不要把这些想法憋在心里，可以向知心的亲朋好友倾诉，把心中的不愉快释放出来。

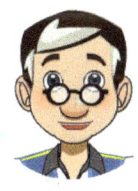

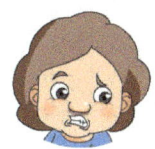

把好朋友当垃圾桶，时间长了，怕他们也不愿意听我多讲，怎么办？

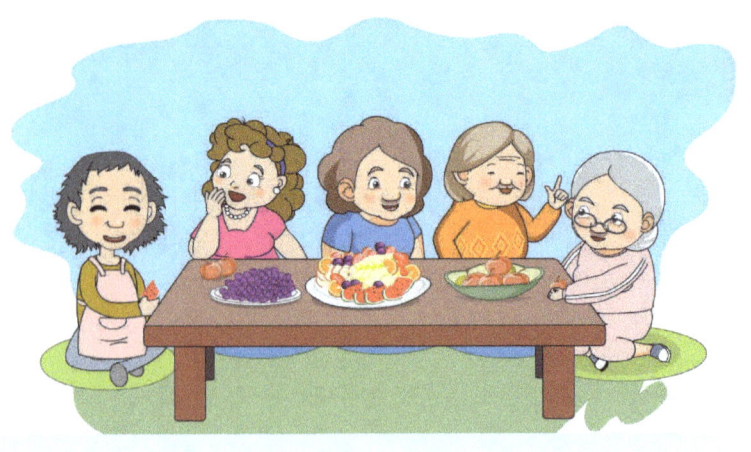

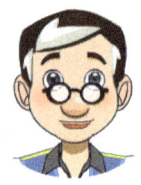

还有一个好办法就是转移注意力。把精力用到培养爱好和参加社交活动中去，既能忘掉不愉快，又能多交朋友，增长见识，找回自信。

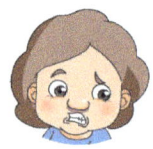

现在也只能这样了，希望我放宽心态之后，我老伴也能早日回心转意。

心理预警、加油站

1. 子女和亲人在老人的婚姻问题上应给予更多的支持和包容，以免给他们已经非常脆弱敏感的心理雪上加霜。
2. 如果察觉到周围有老人在处理离婚问题的过程中时常流露出烦恼和焦虑情绪，请多和他们交流，了解他们的难处，安抚他们的情绪。
3. 万一发现老人长时间处于情绪低落、兴趣减退的状态，甚至做出一些自我伤害或者伤害他人的举动，建议前往相关的心理机构寻求专业的咨询和治疗。

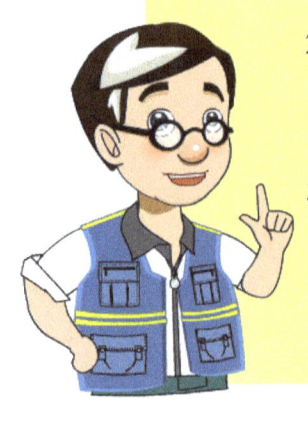

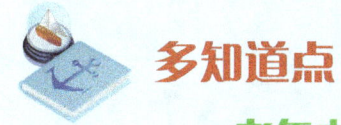 多知道点

老年夫妻间出现婚姻危机的原因

老年离异是有其深刻原因的,从心理学方面看,主要有以下几方面:

1．恋爱不慎。恋爱时的一见钟情容易让人沉浸在对彼此的幻想中,到了婚后,却发现"事不如意常八九,能与人言无二三",即使一拖再拖,也不能弥补先天的不足。

2．性格不合。夫妻性格的对抗或各自为政都有可能引发婚姻危机。双方互不让步,互不妥协,都想驾驭对方,彼此缺乏宽容和理解,冲突频繁,最终导致婚姻难以维持。

3．缺乏沟通。夫妻常年生活在一起,产生意见的分歧是很正常的,但是缺乏必要的沟通,要不就是争吵不休,要不就是不理不睬,结果导致隔阂更加严重。

4．性生活长期不协调。生理需求的无法满足,加之老年人对老年性衰退又缺乏应有的思想准备和足够的了解,最终也容易导致关系的破裂。

5．感情转移。有的老年人原来在单位无暇他顾,从工作岗位上退下来后,或者经济暴富后,厌倦了结发之妻,见异思迁,另觅新欢。

6．无端怀疑。一看到老伴出去参加社交活动,就会吃醋,怀疑有外遇,引发胡思乱想、戒心重重等心理,导致双方的不信任,造成感情的破裂。

7．婚姻价值观的变化。老年人结婚时多缺乏良好的生活条件、择偶的权利和机会,婚姻缺乏必要的情感基础。如今社会环境的宽松和社会交往的扩大,使婚姻当事人面对的自我选择更加自由,也更容易产生婚外恋的情况。

第十一节
老伴突然去世，万一想轻生怎么办?

 情景案例

沈爷爷和老伴一辈子恩恩爱爱，可是不久前老伴突然生病离开了他。如今人去楼空，沈爷爷对生活失去了信心，原本性格开朗的他变得郁郁寡欢，还得了多种慢性疾病。遇到这种情况，沈爷爷应该怎么办?

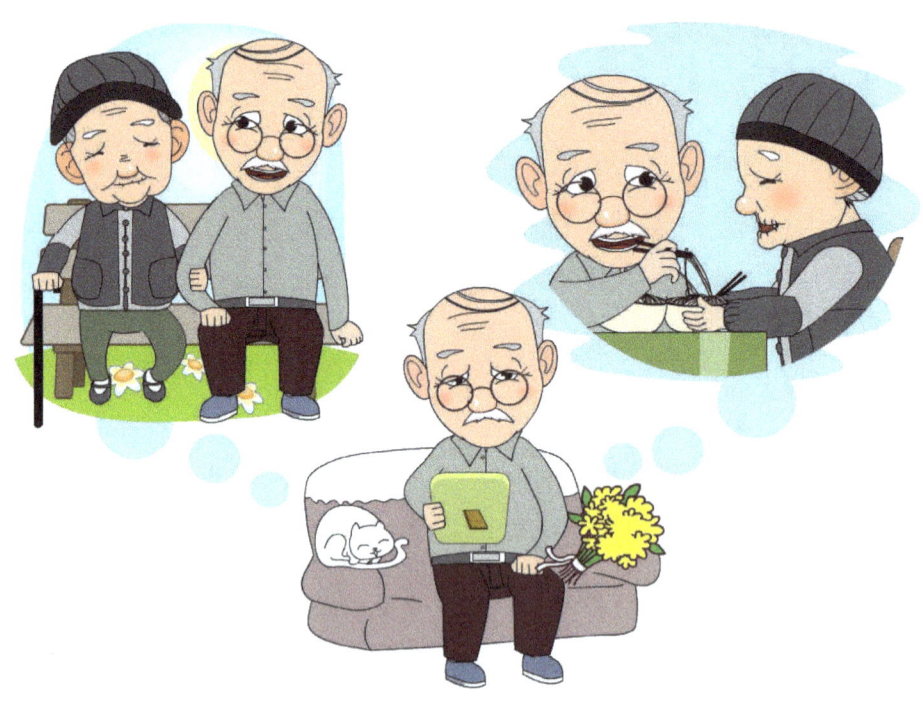

我和老伴感情好，
恩恩爱爱几十年。
谁知病魔不留情，
把我老伴夺走了。
唉，留下我一人独伤悲，独伤悲!

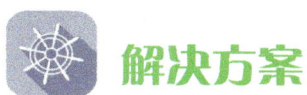 **解决方案**

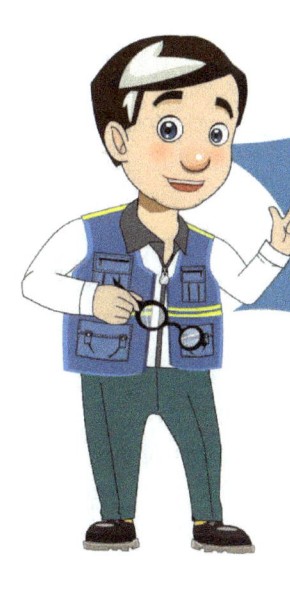

承认规律，接受现实，调整心态，重建幸福。

① 心理分析：

俗话说，少年夫妻老来伴，经过几十年风雨同舟，两人正要携手安度晚年，其中一方突然去世，必定会给另一方带来精神上的巨大创伤。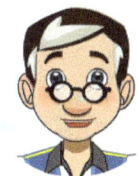

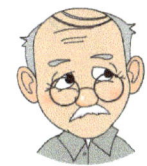是啊，我现在吃也吃不好，睡也睡不着，身子骨比以前差多了。

心情不好，大病小病自然就跟着来了，老年人的心理适应能力弱，一旦遭遇老伴亡故这样的重大事件，短期内很难恢复平静。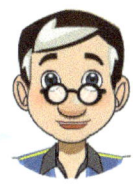

2 心理疏导：

常话说，心病还需心药医。这第一剂心药就是认识自然规律。每个人都会经历生老病死，任何人都无法抗拒，与其为了不能改变的事实悲痛，不如调整心态积极面对。第二剂心药就是分散或转移注意力，向亲友倾诉、培养爱好、参加有益的老年活动都能有效地缓解痛苦。

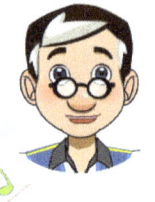

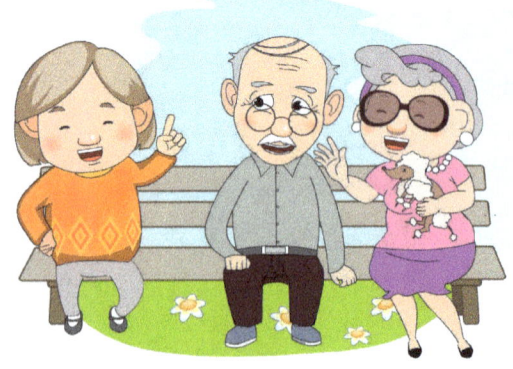

3 心理问答：

我女儿思想比较开放，她建议我再找个老伴，这合适吗？

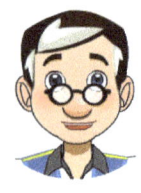

寻找新的伴侣能填补感情空缺，缓解晚年身体的不适和心理的孤独感，对晚年生活很有益处。

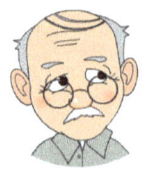

身边再婚的同龄人是有几对，他们现在也都挺幸福的；可是我总觉得这幸福不会属于我，怎么办？

在再婚这件事情上保持谨慎是好的，如果抱着"凑合过日子"的心态寻找新的伴侣，再婚未必是好事；相反的，如果以坚固的情感为基础，双方建立起相互信赖的关系之后再结婚，幸福就会不请自来。

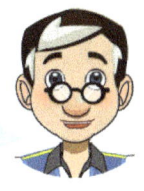

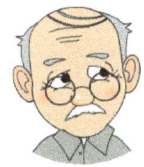

万教授说得对，我老伴已经离开我了，我是该为自己的将来好好想想了。

心理预警、加油站

1. 丧偶的哀伤多发生于丧偶后的三个月内，可持续半年到一年，小部分人则会更久。期间会经历极度悲伤期（通常在老伴离世的5~14天）、发泄反抗期、过分宣泄期、近乎绝望期，最终到达痊愈期，开始从绝望中撤退，向往正常的生活并开始着手组织新生活。有些人大概6~8周就能调试完成，而有些人可能需要更长的时间。

2. 如果发现周围有丧偶的老人，尤其是独居老人，时常流露出烦恼和焦虑情绪，请多和他们说说话，了解他们的悲伤和痛苦，安抚他们的情绪。

3. 万一发现老人长时间处于情绪低落、兴趣减退的状态，甚至做出一些自我伤害或者伤害他人的举动，建议前往相关的心理机构寻求专业的咨询和治疗。

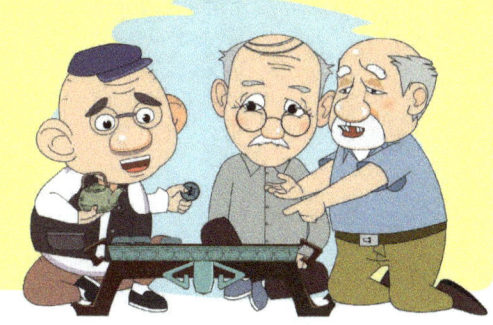

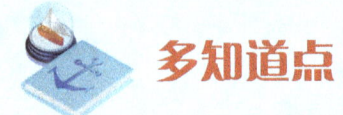 **多知道点**

再婚是独身老人的"第二春"

老年人结婚几十年，不少人度过了"金婚"，甚至"钻石婚"，但是制约婚姻生活的因素也有不少，老年人的婚姻生活也因此受到冲击，比如离婚、丧偶等，独身老人的生活是凄苦的，对他们来说，再婚的必要性不言而喻，可以说是老年人的"第二春"。

丧偶老人在丧偶期间，主要会经历震惊、情绪波动、产生孤独感、自我安慰、重建生活模式五个阶段，最终将情感转移到其他人或者事上，主动压抑悲痛的情绪。表面上来看，情绪恢复了正常，但是丧偶的老人，尤其是独居老人，其心理创痛、抑郁、苦闷以及空虚感是非常严重的。子女的另立门户加剧了老年人的"空巢综合征"，而配偶的去世则加剧了老人的家庭空虚感。随着家庭角色的转变，原来从配偶那里得到的支持、安慰、体贴和照料突然消失了。

大量事实证明，老年人的再婚，对社会、家庭和老年人自身的健康长寿都是有益的。再婚可以充实晚年生活，使老人重获温暖；再婚有利于减轻子女的精神负担，减少他们对老人照顾不周的担心；再婚有利于抚养下一代，老人能够更好地分担抚育孙辈的任务；再婚也有利于减轻社会承受的对孤老者的负担，是老年人提高生存意义的"良药"。

老人应尽量避免纠缠于自身的旧观念，或因为丧偶而在婚姻上自我贬低；而子女也需要给予更多的理解和支持，不要成为老人寻求幸福和有意义生活的障碍，让老人度过平和安详的晚年。

第十二节
每天睡眠不足，万一影响健康怎么办？

 情景案例

王阿姨今年六十多岁，她最害怕的就是晚上睡觉，因为她总是很难入睡，而且每到凌晨三四点就会醒。她心里非常担忧，可是越担忧失眠症状越严重，反而陷入恶性循环之中。遇到这种情况，王阿姨应该怎么办？

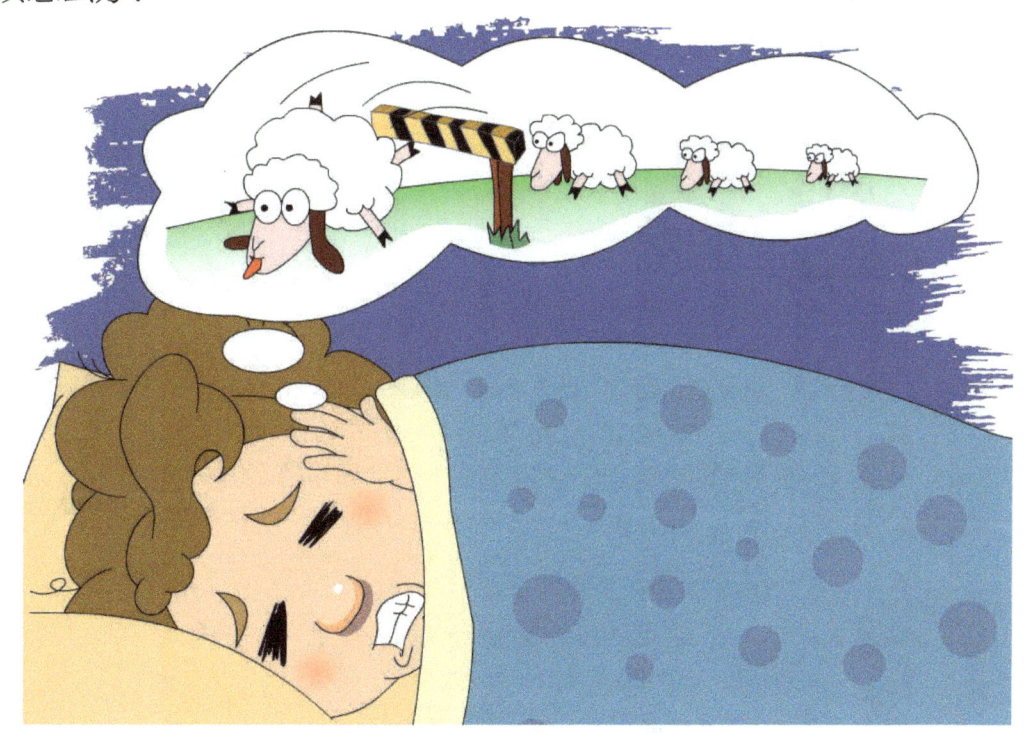

天天晚上睡不着，
好不容易睡着了。
都说失眠伤身体，
每到凌晨又醒来。
唉，哪知越担忧越失眠，越失眠！

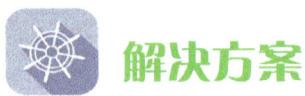 **解决方案**

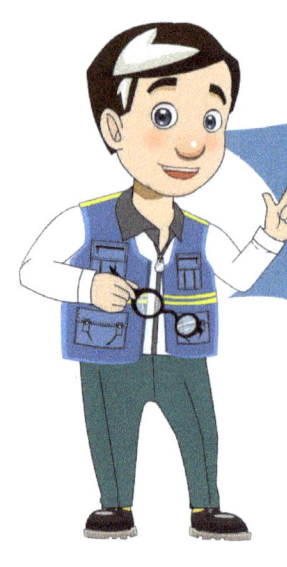

睡眠需求，因人而异，解除忧虑，科学助眠。

① 心理分析：

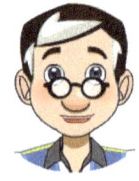

造成失眠的原因有很多种，如果是环境突然变化、生活习惯不规律、吃了有碍睡眠的食物等外部原因造成的失眠，一般经过一段时间的调整就会有所改善。

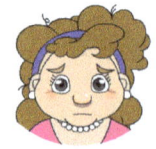

这几年，我看遍了医生，吃了很多药，可失眠不但没治好，反而越来越严重了。唉，我这心里真是不安！

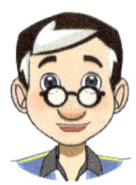

不良情绪也会引发失眠，每天睡不好觉会干扰身体和脑部机能，心里就容易担忧。可越是担忧，失眠越严重，这样就形成了恶性循环。

 **心理疏导：**

其实，失眠是一种常见现象，每个人或多或少都会有失眠的时候，没必要怕它。如果实在睡不着，不如先起床，通过看书、看电影等方法分散注意力，等到自己感觉困了再睡觉。睡前可以听一些舒缓柔和的音乐，想象自己身处在自由舒适的环境中，比如森林、海边等，都有助于放松心情，进入睡眠。

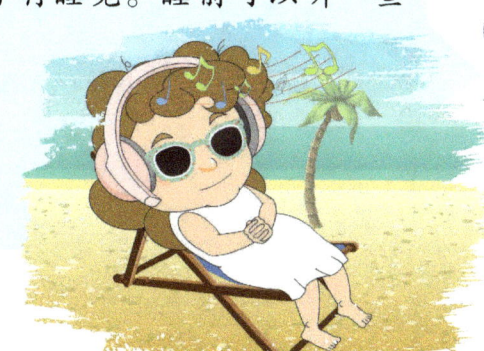

 心理问答：

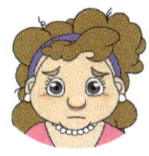 听说安眠药的效果很好，吃了就睡，我吃安眠药可以吗？

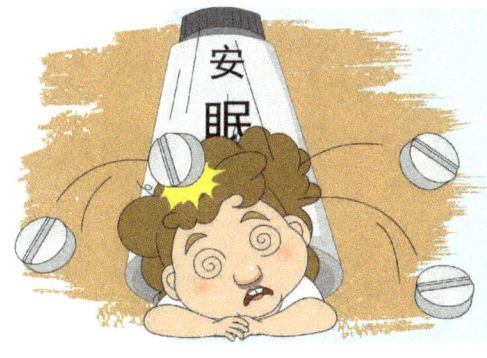 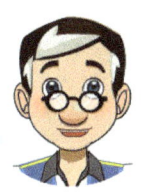 安眠药只能用于临时助眠，不能长期服用。一方面吃药对身体不好；另一方面也会让人产生依赖心理，到时候不吃药就睡不着，失眠更严重。

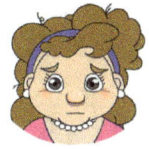 我一到凌晨三四点就醒，这一天两天没关系，时间长了对身体肯定不好，怎么办？

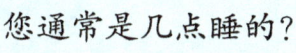 您通常是几点睡的？

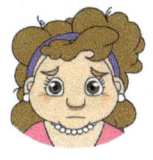 晚上八九点吧。

每个人需要的睡眠时间是不同的，甚至有些老人每晚睡4~5个小时就能满足生理需求。您的睡眠时间其实并不少，如果白天不觉得疲惫不适，感到心情平和舒缓，说明失眠没有影响到您的身心健康，不必担心。

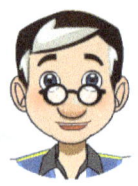

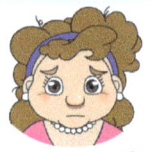

没想到睡觉还有这么多知识，听您这么说，我就放心了。

心理预警、加油站

1. 老人常见的失眠类型有：
   - 神经质性失眠。由于天性敏感，对外界环境变化的反应快，睡眠容易受到影响。
   - 精神过劳性失眠。由于生活忙碌，精神上得不到及时有效的放松，容易出现入睡困难、易惊醒的状况。
   - 病因性和药物性失眠，即慢性病或者药物副作用引发的失眠。
   - 情绪问题造成的失眠。焦虑、烦躁、消沉、低落等负面情绪是引起失眠的重要原因。

2. 如果察觉到周围有老人时常有失眠的现象发生，并流露出烦恼和焦虑情绪，请多和他们说说话，安抚他们的情绪。

3. 万一发现老人因失眠而长时间处于情绪低落、兴趣减退的状态，甚至做出一些自我伤害或者伤害他人的举动，建议前往相关的心理机构寻求专业的咨询和治疗。

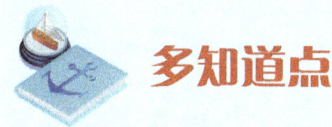 **多知道点**

一、睡眠一般分为四个阶段：

入睡阶段。在这个阶段中，人体一般躺在床上，呼吸变慢，浑身的肌肉以及神经系统慢慢放松下来，逐渐进入睡眠状态。

浅睡阶段。这时肌肉更加放松，虽然睡眠还很浅，但是不像第一阶段那样轻易就能被唤醒。

深睡阶段。肌肉完全松弛下来，感知能力进一步降低。

延续深度睡眠阶段，即"睡深"阶段。

四个阶段合称为一个睡眠周期，在一个晚上的睡眠中，人们会多次经历这样的睡眠阶段。而睡眠质量不好的老人，可能只会在第二、三阶段徘徊。

二、如果您有失眠的情况，可以了解一些改善睡眠的方法，我们提供一些简易的方法供您参考：

（1）避免在睡觉前喝咖啡、茶以及喝酒、抽烟；

（2）保持规律的运动；

（3）尝试取消午睡；

（4）睡前放松心情，如泡个热水澡；

（5）尽量不要在床上工作或看电视；

（6）无论何时入睡，请定时起床；

（7）如果躺在床上超过20分钟仍无法入睡，起身到卧室外看电视或阅读，直到感到有睡意时再上床。

第十三节
不仔细检查，万一错过治疗怎么办？

 情景案例

黄阿姨已经87岁了，身体一直非常健康，可是最近她经常感到胸闷头晕。家里人带黄阿姨去了好几家医院做检查，结果都显示她的身体非常健康，可黄阿姨还是怀疑自己生病了。遇到这种情况，黄阿姨应该怎么办？

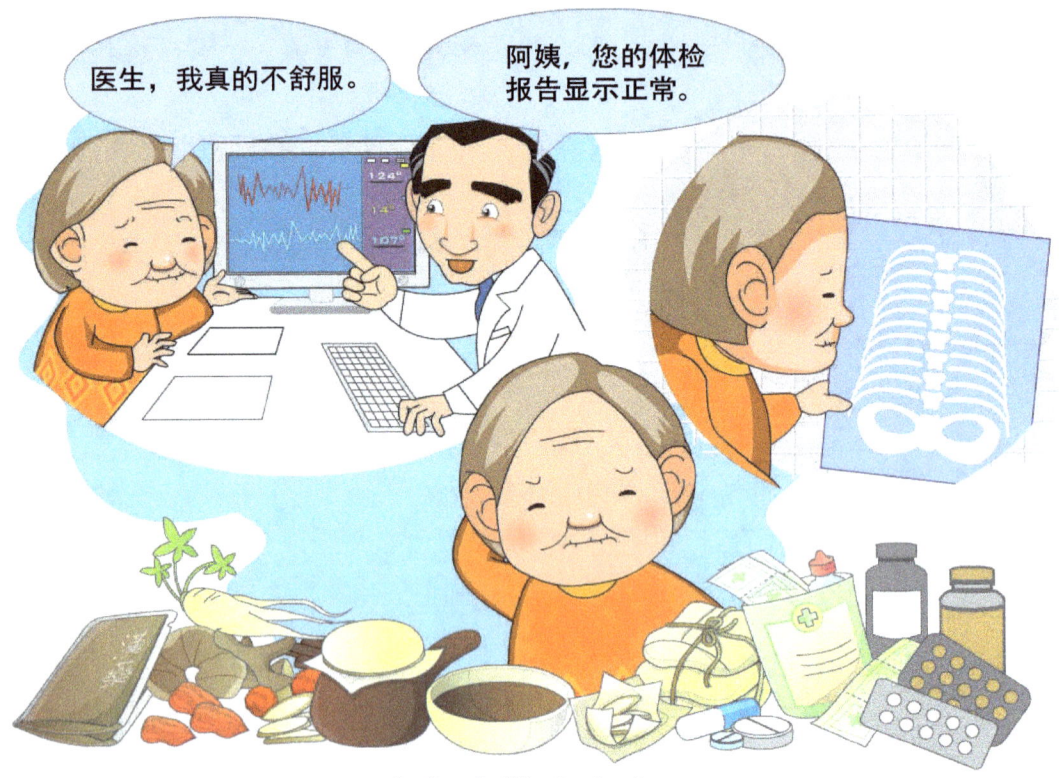

今年岁数八十七，
胸闷头晕真难受。
去到医院做检查，
医生说我是装病。
唉，我看是医生不内行，不内行！

 **解决方案**

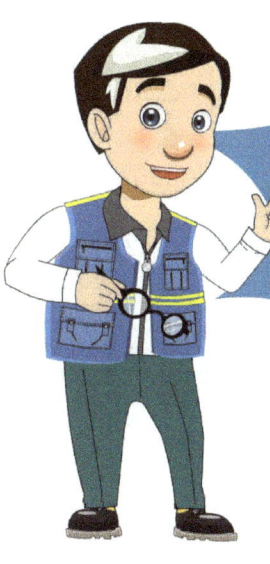

家庭和谐，缓解疑病，心态积极，永葆青春。

 心理分析：

黄阿姨，您最近身边是不是有人患重病或者离世？

万教授您可真神，您怎么知道隔壁老李得了重病？

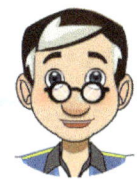

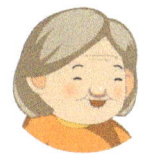

老李上周一下子病倒了，现在还躺在床上。

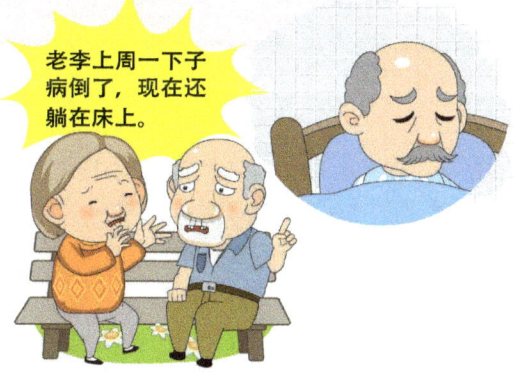

我知道问题出在哪里了，您很可能是因为受到老李事件的刺激，害怕自己也生病，再加上内心比较脆弱，受到心理暗示就以为自己生病了。其实，您的身体很健康，是心理上出现了疑病症。

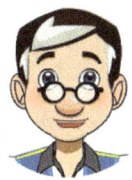

 **心理疏导：**

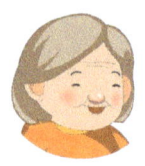

心理有病也是病，我儿子女儿还说我骗他们，我看是他们越来越不关心我了。

黄阿姨，您的儿女一听说您生病了，就陪您去医院看病，说明他们很孝顺您。如果你觉得他们陪您的时间少，不够关心您，不要憋在心里，应该把您真实的想法告诉他们，好好和他们沟通。这样才能让家庭环境更加和谐融洽，这对预防和消除疑病症也是非常有帮助的。

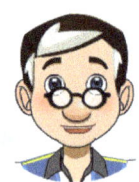

 心理问答：

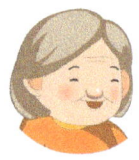

我还是有点不放心，再去医院检查一遍可以吗？

重点不是还要不要检查的问题，而是您有没有信任医生。其实，现在医疗设备很发达，如果有什么严重的疾病，医院一定能检测出来。

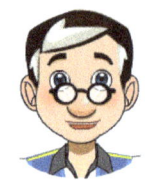

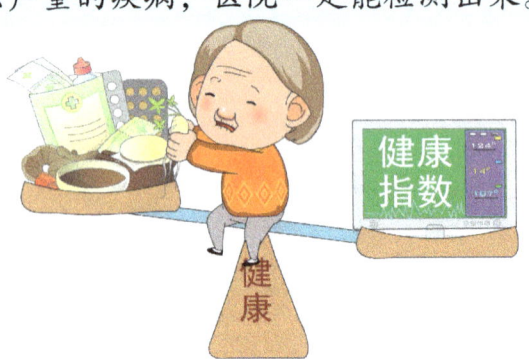

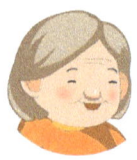

老李一生病，我就怀疑自己也生病了，以后我就不和年纪大的人交往，这样就不会受影响了吧？

疑病症最重要的原因还是您自己的心理状态不好,所以最好的办法是调整心态,多参与社交活动,培养兴趣爱好,让思维活跃起来,才能永葆青春!这样一来,就算您身边有再多的"老李",也影响不到您!

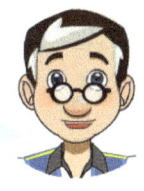

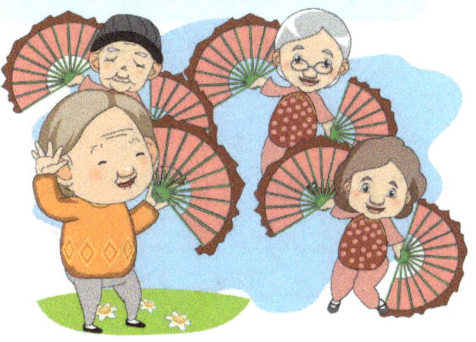

听您这么说,我决定不去医院检查了,我要去老年活动中心。

心理预警、加油站

1. 老年人的疑病症多由认知能力下降、平时敏感多疑或环境中突然的刺激造成。此外,患慢性病者、家中环境、气氛不和谐以及周围人群对自己病情的反应都会引起老人惶惶不安而产生疑病情绪。

2. 如果察觉到周围有老人怀疑自己有病,时常流露出烦恼和焦虑情绪,请多和他们说说话,了解他们最近是否遭遇了突发事件,并安抚他们的情绪。

3. 万一发现老人因为担心自己生病而长时间处于情绪低落、兴趣减退的状态,甚至做出一些自我伤害或者伤害他人的举动,建议前往相关的心理机构寻求专业的咨询和治疗。

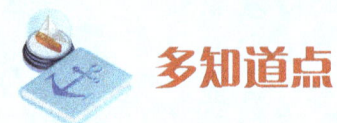 **多知道点**

1．据统计，某医院的内科病例中，约有5%属于疑病症，而非躯体疾病，而这5%的疑病症患者几乎全都是55岁以上的中老年人。

2．逐渐淡化疑病情绪的措施之一就是勤用脑。勤用脑可以防止脑力减退，也能开阔视野、陶冶情操、丰富精神生活，减少孤独、空虚、消沉的感受，也有人称之为"文化保健"。

正所谓"流水不腐，户枢不蠹"，人的大脑也是一样，多动脑筋分析问题，才能使大脑皮层的记忆神经保持活力，防止大脑过早迟钝。

（1）通过多活动手指来动脑。活动手指可以锻炼大脑，常以手指为中心进行各种活动，可以使大脑皮层得到刺激，保持神经系统的兴奋性。最常见的活动有书法、绘画、弹琴、编织等。

（2）通过新知识来动脑。经常给大脑以新鲜知识的刺激和训练，如阅读、学习电脑等，要主动对这些知识进行摄取和记忆，才能不断保持头脑的灵活性。

（3）通过娱乐休闲来动脑。平时生活中的娱乐项目，多对健脑益智有帮助，如下棋、打牌等，都是促进大脑运动的方式。

第十四节
麻烦子女伺候，万一惹人烦怎么办？

 情景案例

老刘因为中风，瘫痪在床上已经有大半年了，子女要照顾老人又要上班，忙上加忙。老刘觉得自己什么都做不了，是个废人，还给子女添麻烦。他每天郁郁寡欢，甚至还有了轻生的念头。遇到这种情况，老刘该怎么办？

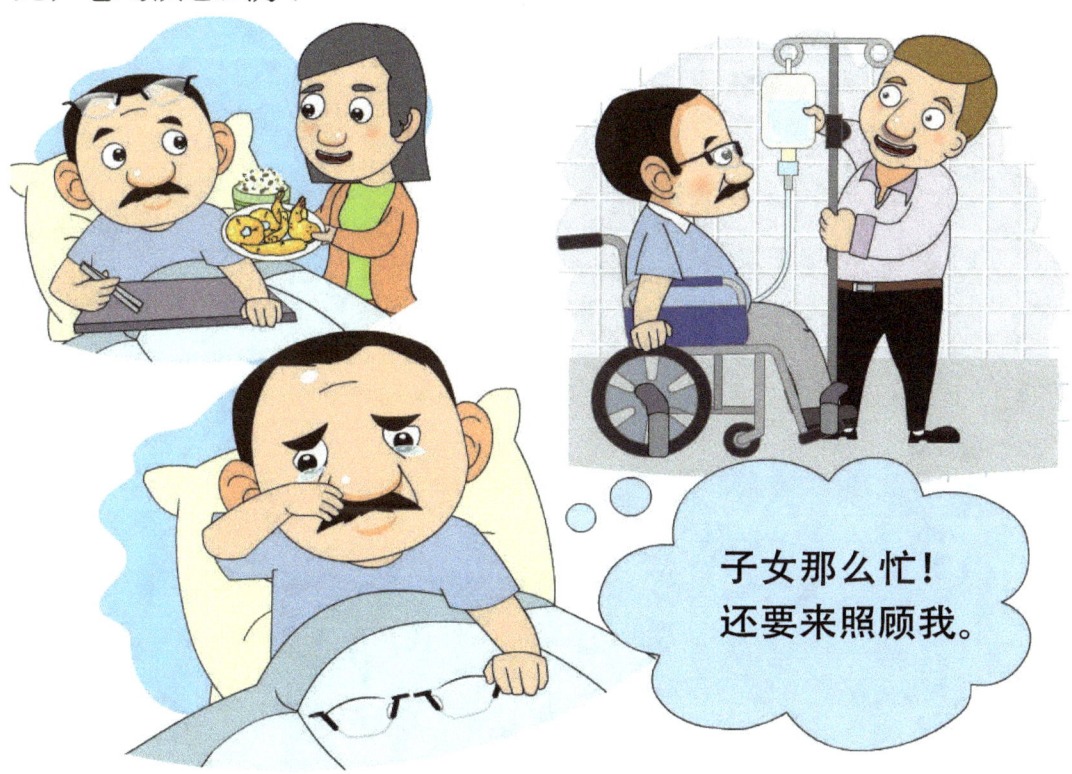

瘫痪在床大半年，
行动不便成废人。
连累儿女来服侍，
两头奔波身心疲。
唉，我只求早死早解脱，早解脱！

解决方案

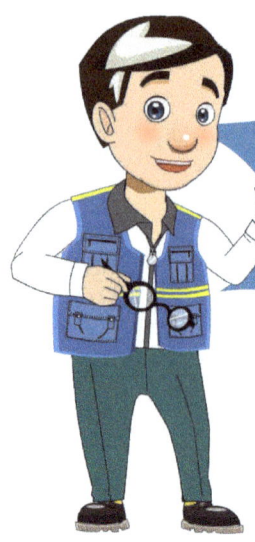

表达情绪，促进沟通，培养爱好，缓解孤独。

 心理分析：

老刘，您现在生病整天躺在床上，没什么可做的事情，空闲的时间多，就容易胡思乱想，更容易感到孤独。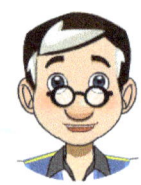

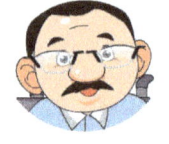 是啊，我什么事都不能做，我觉得自己就是个废人。

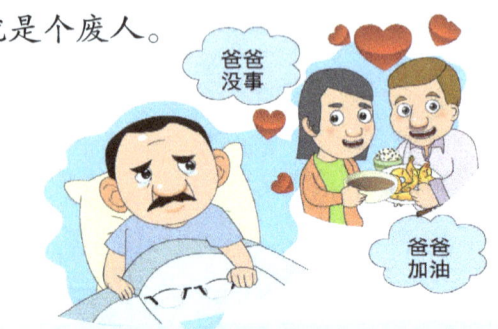

您现在身体离不开别人的照顾，要依赖别人的帮助才能生活，在这种情况下，羞愧和失落都是正常的，任何人遇到这种事情都会产生消极情绪的。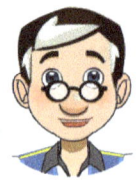

2 心理疏导：

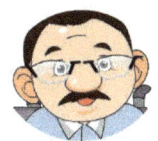

我现在不求别的，只想早死早解脱，可是我身子不能动，想自杀都不行！

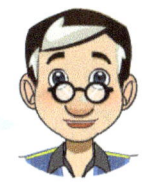

每个人都会衰老、生病，需要别人照顾也是难免的。以前，您辛辛苦苦地抚养孩子没有抱怨，现在他们照料您也是应该的，您不要觉得对不起他们。

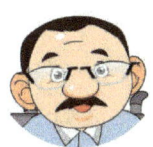

我儿子女儿对我挺好的，他们现在既要工作又要照顾我，我是不想耽误他们。

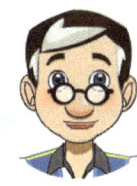

老刘，要是您真的离开世界，您的孩子就变成了没有父亲的孩子。在这个世界上，再没有什么事情比失去亲人更痛苦了，您真的忍心这样伤害自己伤害子女吗？

3 心理问答：

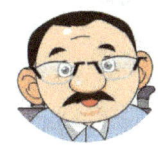

整天躺在床上太孤单了，万教授，您告诉我，我应该怎么活呀？

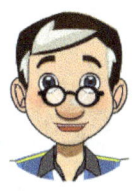

您不想耽误子女是对子女的爱，但是您也可以适当地表达自己的情绪，不要什么都闷在心里，这样您的子女才能更好地理解您。在融洽的家庭氛围中，您开心，您子女也照顾得舒心。

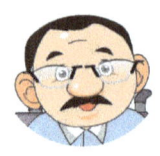
儿子女儿要上班,他们没那么多时间陪我,怎么办?

子女没有时间和您聊天,您可以自己找乐子呀。下半身不能动,上半身可以活动呀,试着培养一些兴趣爱好,找些合适的事情来做,就不会感到那么无聊了。实在不行,还可以寻找社会上的公益组织,爱心人士立马就会来帮助您。
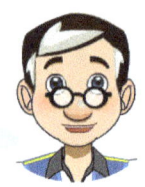

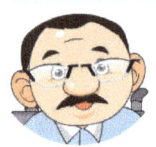
现在想想,以前是我把自己封闭起来,钻了牛角尖了。

心理预警、加油站

1. 人一旦生病,往往会引起不良的情绪反应,情绪不良则会加重病情。所以要从心理上正确对待疾病,切忌缺乏治疗的耐心或者是对病情过分地担心,徒生焦虑,终日处在不安中。
2. 如果察觉到周围老人因为突发疾病而流露出烦恼和焦虑情绪,请多和他们说说话,了解他们的悲伤和痛苦,安抚他们的情绪。
3. 万一发现老人因为生病而长时间处于情绪低落、兴趣减退的状态,甚至做出一些自我伤害或者伤害他人的举动,建议前往相关的心理机构寻求专业的咨询和治疗。

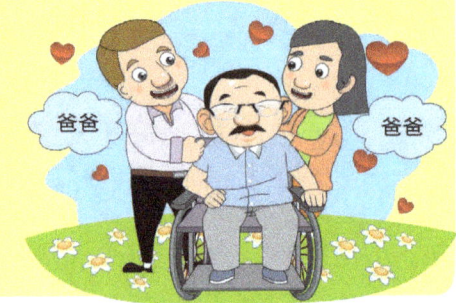

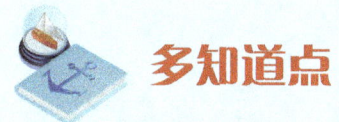 **多知道点**

如何对待年老的父母，是做子女的生命中一件非常重要的事情。不仅在生活上或者经济上，也不仅在实际关爱的技巧和工作上，更是在心理上的了解和态度。

1．充分了解老人生活的特点和需要

首先，要了解老年人在心理上有何特点、行为及生活上有何特征。

其次，做子女的要充实自己关于老年人的知识，以便能了解如何适当地照料年老父母的生活起居，以备不时之需。

最后，子女需要了解如何调节对老人的照料频率，懂得适当地给老人提供所需的协助。

2．预料性的准备

子女还要懂得如何去预测年老父母将来可能经历的情况，以便能有个大概的准备。特别是多子女的家庭，兄弟姐妹之间最好能相互商量，订出一个父母能接纳、大家都认可的办法。及时沟通，互相体谅，视情况考虑安排。

3．对后事及亡故的预先交代与准备

这并非是年轻人希望年老的人死去，而是希望在老人去世之后，能够更好遵照他们的愿望去办理后事，使财产、情感等问题都能够得到很好地处理，避免烦恼和冲突。

第十五节
即将离开世界，万一心里害怕怎么办？

 情景案例

老张是个退休教师，今年已经70多岁了，身体一直很好，可最近检查发现自己得了癌症，而且还是晚期。他心情非常沮丧，一方面不相信自己会得这种病；另一方面也害怕别人紧张和怜悯的目光。遇到这种情况，老张应该怎么办？

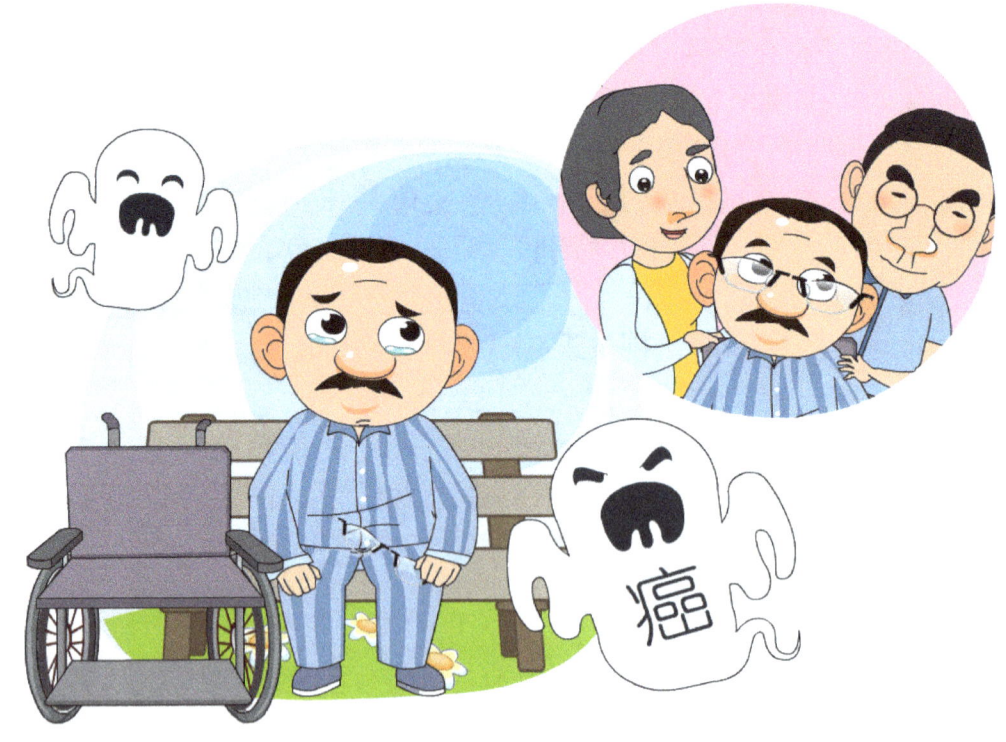

平日身体都很好，
哪知查出得癌症。
面对死亡心恐惧，
还怕别人怜悯我。
唉，我老张怎会遭厄运，遭厄运？

 **解决方案**

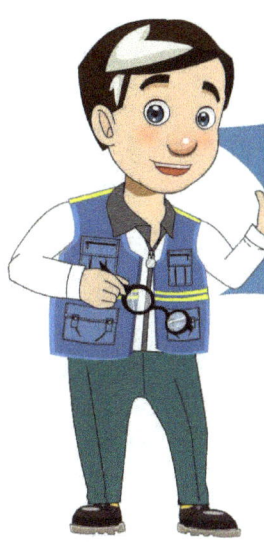

正视疾病，泰然处之，积极面对，尊重生命。

 **心理分析：**

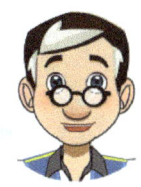

面对疾病和死亡，每个人的第一反应就是不相信，随即就是恐惧，恐惧未知的世界，也恐惧别人怜悯的目光。

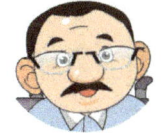

我退休前是个教师，一生精力都扑在教育上，任劳任怨，没有亏欠过任何人，没想到竟然不得善终。

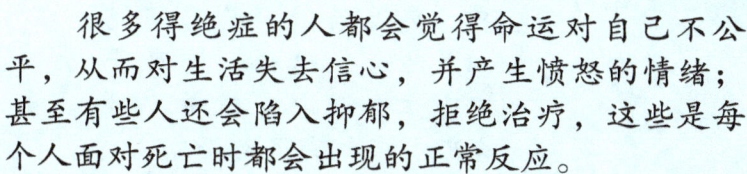

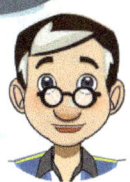

很多得绝症的人都会觉得命运对自己不公平，从而对生活失去信心，并产生愤怒的情绪；甚至有些人还会陷入抑郁，拒绝治疗，这些是每个人面对死亡时都会出现的正常反应。

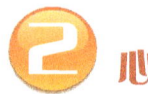 **心理疏导：**

生老病死是人之常情，每个人都逃不开这个规律。如果任由自己活在恐惧和悲伤中，反而不利于身心健康，生命可能结束得更快。既然事实无法改变，不如以乐观的心态和充足的信心去克服怯懦，使自己的每一天都过得有意义，这才是对生命最大的尊重。

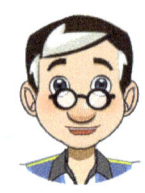

 **心理问答：**

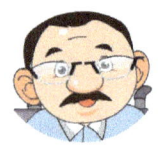 我一想到自己得了绝症，就怎么都开心不起来，怎么办？

答案很简单，就是一个"忘"字。忘记疾病，把重心放在如何利用好有限的时间上去，多做自己想做的事情，给人生画上圆满的句号；忘记烦恼，不计较得失，面对困难泰然处之，保持一份平和的心态。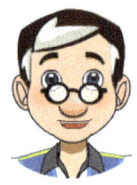

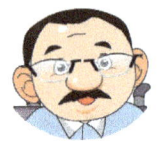 说说是容易，但是做到太难了，何况我还是孤独一个人。

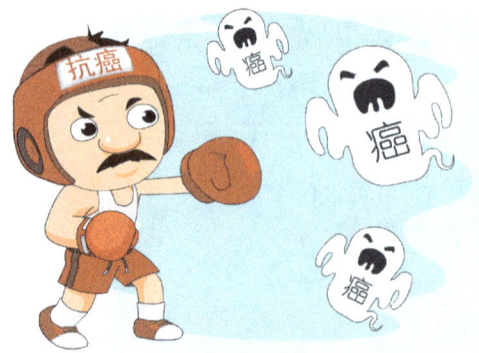 您可以参加社会上的抗癌小组，和病友们相互扶持，一起学习病理知识，交流治疗经验，研究养生之道。这样，您既能在集体中汲取正能量，对治疗疾病也有很大帮助。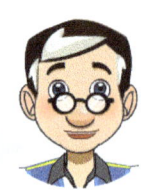

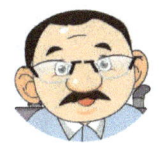

我确实不该再消沉了,生病不可怕,只要积极面对,没什么大不了的!

心理预警、加油站

1. 如果察觉到周围有老人时常谈及死亡,并且流露出烦恼和焦虑情绪,请多和他们说说话,了解他们的哀伤和痛苦,安抚他们的情绪。
2. 万一发现老人因为害怕死亡而长时间处于情绪低落、兴趣减退的状态,甚至做出一些自我伤害或者伤害他人的举动,建议前往相关的心理机构寻求专业的咨询和治疗。

多知道点

1. 心理学家库伯勒罗斯说过,人们接受死亡需要经历以下五个阶段:

第一阶段,否认。当患者知道自己将不久于人世的时候,第一反应都是震惊、难以置信,随即就会否认、感到恐惧。

第二阶段,愤怒。当知道自己求生的愿望不可能实现时,患者会觉得命运对自己非常不公平,从而失去了对生活的信心,暴躁易怒,甚至拒绝配合医生进行治疗。

第三阶段,争取。患者会出现侥幸心理,想与命运"讨价还价",试图采取各种办法来推迟死亡的期限。

第四阶段,抑郁。当患者一想到自己真的会死,无论如何都无法活下去之后,便会产生极度悲伤和抑郁的情绪,要么许久沉默不语,要么就止不住地痛哭流涕。

第五阶段，接受。当意识到死亡早晚会来，谁都躲不掉以后，患者开始逐渐接受这一现实，不再有强烈的痛苦情绪，而是恢复平静，渴望能完满地度过人生中最后一段时光。

2．临终关怀

人生最后的一站，谁会陪我们走完？在衰老和死亡面前，没有一个人会有豁免权，当我们告别人世的时候，将会是一个怎么样的情景？谁能给我们最后的安慰？

临终关怀是对临终的病人和其家属进行的一套护理程式，涵盖了生理、心理、社会、精神的需要。包含的观念主要是尊重生命，注重生命质量，以护理为主，协助病人安静而有尊严地离开人世。不仅使去者能得善终，而且使留者能够善留，让生者尽快摆脱丧失亲人的痛苦。

临终关怀是一个新兴的概念，作为一门相对独立的学科在世界范围内也仅存在了二三十年的时间。在中国，人们对临终关怀的认知程度还很低，尤其是一些老年人的子女，忽视老人的心理和精神需要。老人临终时，特别渴望亲情，渴望身体抚摸、拥抱、握手等，这些都能给老人莫大的安慰，而很多家属往往会忽略这一点。

临终关怀的护理，主要不是在生理上，而在心理、社会和精神等方面。既需要护理者的同情心，也需要抚慰丧亲的专业技巧。

中国已渐渐进入老龄化社会，随着社会文明程度的提高，人们也逐渐会有这方面的需求，相信临终关怀在中国将会逐渐引起全社会的重视。

附：

老年人团体心理游戏

　　对于老年人而言，团队的力量不容小觑。团体心理游戏可以让老年人通过对别人故事的剖析，从而发现自身的问题，最终做到自己帮助自己；还可以用自己切身的体会安慰、规劝他人；在强化自我观念的同时也帮助别人，使自己产生成就感和满足感。下面我们将介绍一部分具有代表性、适合老年人参与、有积极作用的团体心理游戏，使老年人在轻松愉悦的氛围中达到健康身心的目的。

一、报菜名

目的：创造机会让参与者迅速相互认识，缓解生疏感和孤僻心理
适合对象：所有老年人
人数：集体参与
时间：15分钟
场地：不限
道具：写着菜名的纸条

玩法：

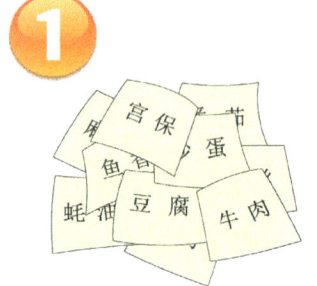
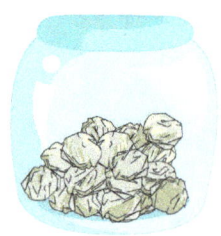

将菜名分成两部分，分别写在两张纸条上，如：宫保+鸡丁、鱼香+肉丝。

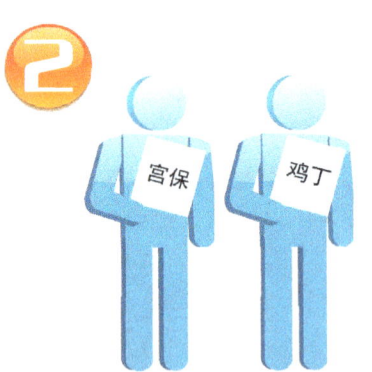

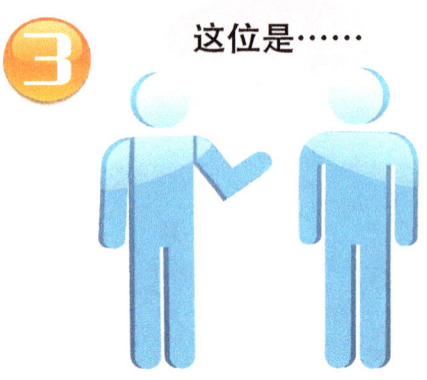

每个人抽取一张纸条，同为一个菜名的两个人凑成一对。

给大家互相了解的时间，凑对成功的组合向大家介绍对方，并合影。

讨论：

1．需要和陌生人结为对子时，你是否会感到不安？
2．当你和搭档相互认识之后，你的心情是怎么样的？

二、蒙眼穿拖鞋

目的：让参与者学会信任别人，缓解防备心理
适合对象：65周岁以下的老年人
人数：分组参与，每组2人
时间：10分钟
场地：不限
道具：拖鞋

玩法：

1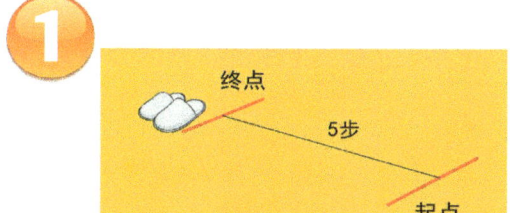
把拖鞋放在起点前5步的地方。

2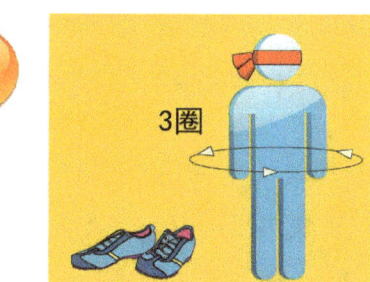
一人脱掉鞋子站在起点处，蒙上眼睛，旋转3圈。

3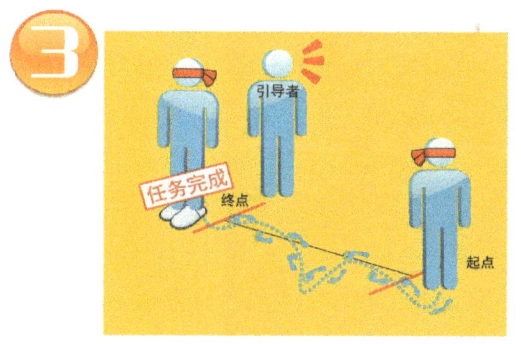
另外一人站在终点进行引导，蒙着眼睛的组员必须走到终点处，自己穿上拖鞋，才算完成任务。

4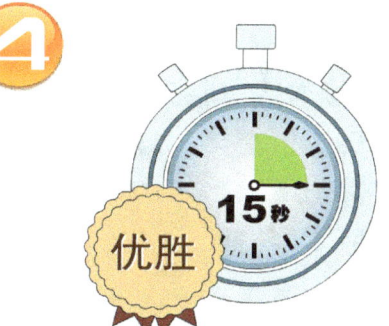
花的时间最短的一组获胜。

讨论：
1. 蒙住眼睛并且旋转之后，你知道方向吗？
2. 当有人引导你的时候，你有什么想法？

三、一只青蛙

目的：练习保持注意力，活跃气氛，培养乐观精神
适合对象：所有老年人
人数：集体参与
时间：5分钟
场地：不限
道具：无

玩法：

① 参与者围成一圈，面朝中央。

② 第一个人念"一"，按顺序下一位念"只"，再"青"、再"蛙"、再"跳"、再"进"、再"水"、再"中"、再"扑通"。

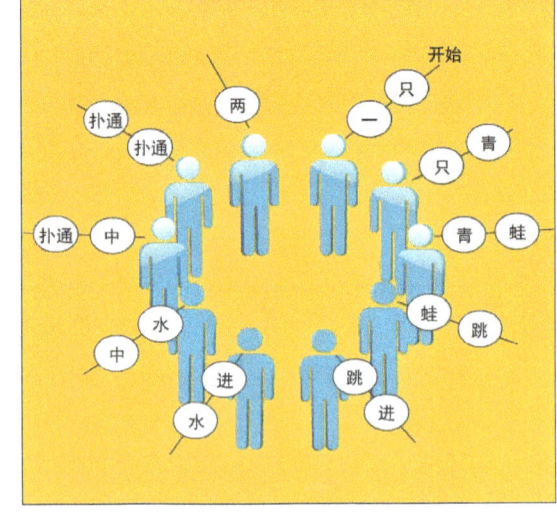

③ 继续游戏，往下念"两""只""青""蛙""跳""进""水""中""扑通""扑通"。

④ 依此类推，跟不上节奏或出错者罚演节目。

讨论：

1. 当跟不上节奏或者出错时，你有什么感想？
2. 如果回答很顺利，你有什么感想？
3. 你有没有意识到认真听别人说话的重要性？

四、天气预报

目的：锻炼反应能力，提高参与者人际交往的积极性
适合对象：所有老年人
人数：集体参与
时间：5分钟
道具：无

玩法：

① 主持人说天气，参与者根据主持人所说的天气预报做出相应的动作。

② 小雨拍肩膀，中雨拍腿，大雨鼓掌，暴雨跺脚。

③ 先自己拍，再两三人一组相互拍。

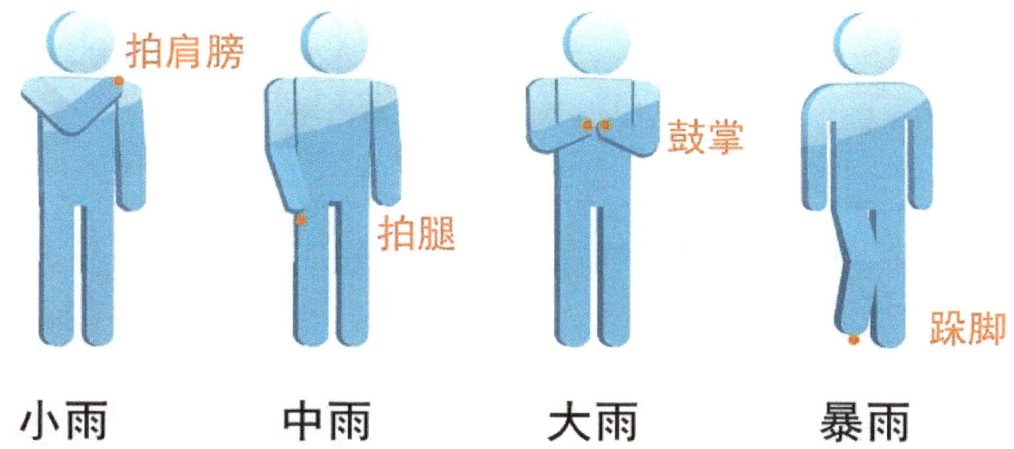

讨论：

1. 小组中谁是第一个反应过来并开始做动作的？
2. 他是不是比别的人注意力更加集中？
3. 最后一个做动作或者做错动作的人有什么感想？

五、说出你的特征

目的：促进参与者彼此产生好感，促进相互沟通，减轻寂寞心理
适合对象：所有老年人
人数：集体参与
时间：30分钟
场地：不限
道具：纸、笔

玩法：

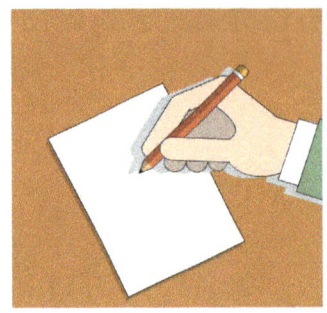

每人匿名在纸条上写下自己的一个特征。

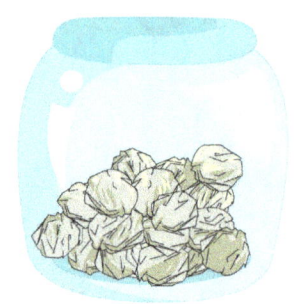

把这些纸条混在一起，随机让每个人抽取一张（抽到自己写的纸条重新抽取）。

每个人读纸条上写的特征，并猜测这张纸条的主人是谁，猜中的赢得奖品。

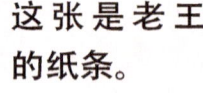

这张是老王的纸条。

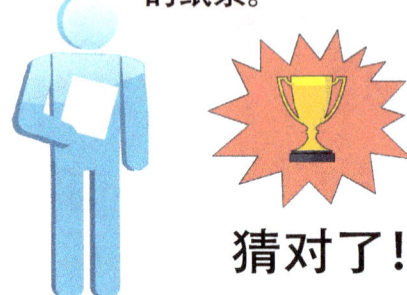

猜对了！

讨论：

1. 你是否能准确猜出纸条的主人？
2. 有没有感受到，有时候你认识的那个人实际上不一定是你所了解的？

六、建塔

目的：促进想象力和创造力的发挥，训练在合作过程中的交流协调能力，培养动手能力
适合对象：所有老年人
人数：分小组参与，每组3~5人
时间：30分钟
场地：不限
道具：每组有吸管30根，胶带一卷，剪刀一把，订书机一个

玩法：

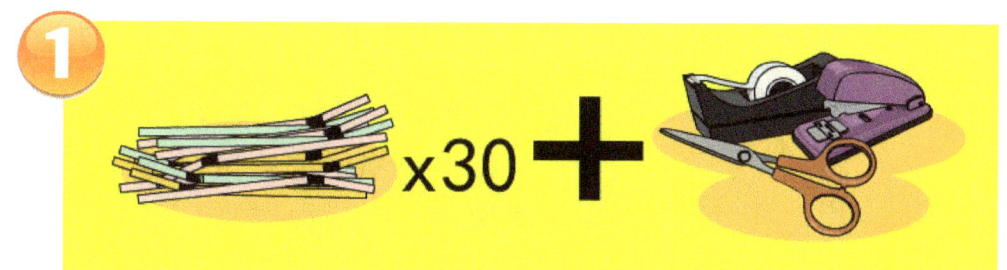

发给每个小组材料。

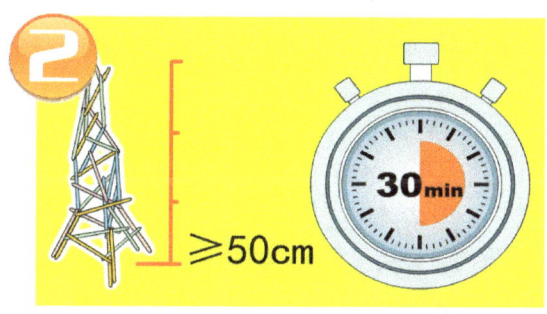

在规定时间内用这些材料建一座塔，塔高至少为50厘米，要求美观、结构合理、有创意。

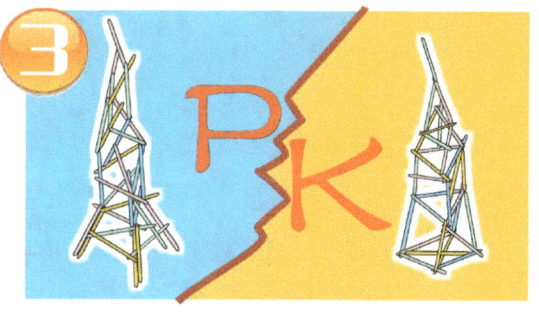

做完之后，对各组的塔进行评比。

讨论：

1. 你的小组是否每个人都参与了？如果别人参与程度不够，你有什么感觉？
2. 你所在小组的创意是怎么来的？请回顾这个过程。

七、不对称体操

目的：加快思维反应速度，提高肢体灵敏度
适合对象：75周岁的老人
人数：集体参与
时间：15分钟
场地：不限
道具：无

玩法：

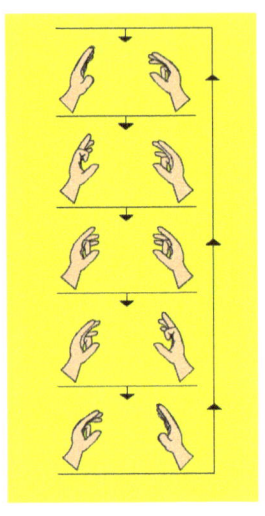

玩法一：或坐或站，伸出两手，手心相对，手指伸直，左手按拇指、食指、中指、无名指、小指的顺序依次将五指弯向掌心，而同时右手按照小指、无名指、中指、食指、拇指的顺序将五指弯向掌心。然后双手交换弯曲的顺序。

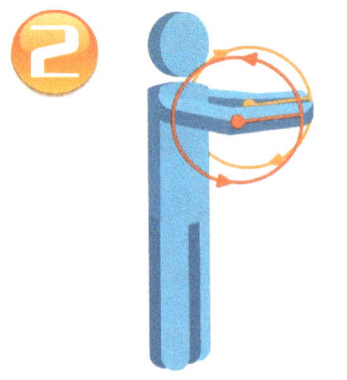

玩法二：自然站立后，以双臂为轴心画圆抡动，左臂按照顺时针方向抡动，而同时右臂按照逆时针方向抡动。然后双臂交换抡动的方向。

讨论：

1．做不对称体操对你是否有难度？你放弃了还是积极练习？
2．如果你完成了这个动作，你愿意向大家分享如何完成的吗？

八、猜字

目的：锻炼思维能力，通过联想、想象并运用肢体语言充分地表达自我，提升自信心

适合对象：所有老年人

人数：分组参与，每组2人以上

时间：5分钟

场地：不限

道具：写着相应内容的卡片

玩法：

1 在卡片上写出若干词语。根据老年朋友的年龄层次选择词语的难易程度（简单的如"洗澡""买菜""唱歌""跳舞"等；难度偏高的如"东方明珠""世博会"等）。

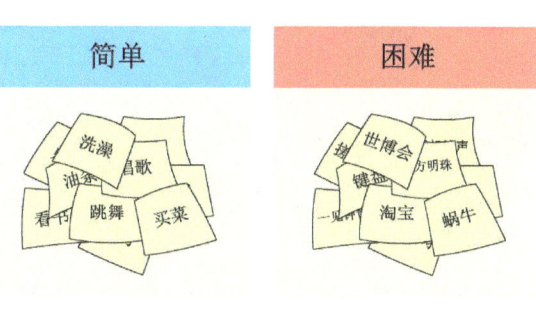

2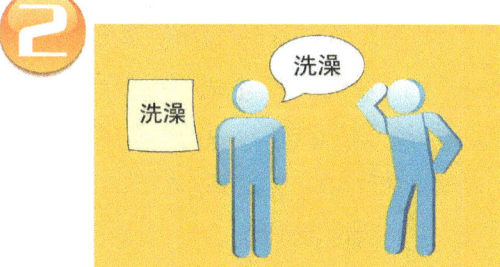

主持人请一位组员看卡片上的词语，并用肢体语言表演出来。

3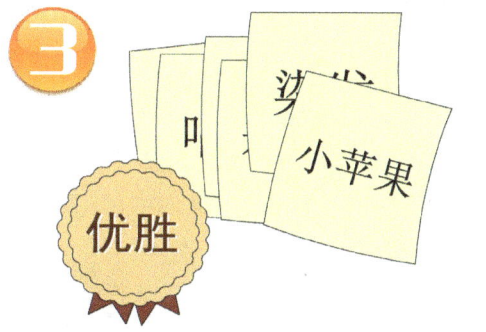

其他组员猜词语。在规定时间内猜出词语最多的小组获胜。

讨论：

1．表演者是如何把词语表演出来的？请选择一个词语描述过程。
2．猜词语的人是如何猜中表演者所表演的词语的？请选择一个词语描述过程。

九、晋级

目的：消除疲劳，培养积极的心态，强化抵抗挫折的能力
适合对象：所有老年人
人数：集体参与
时间：15分钟
场地：不限
道具：无

玩法：

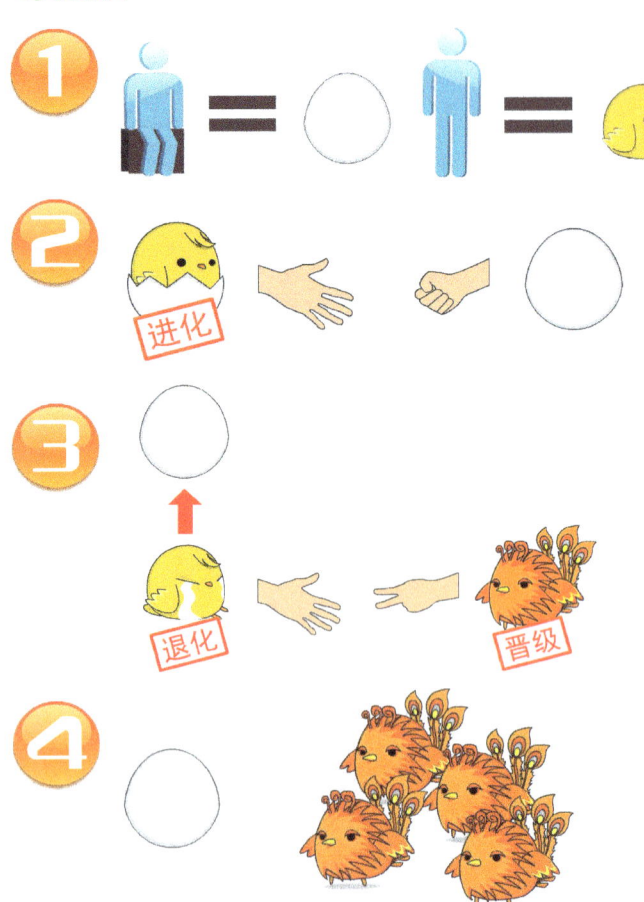

1. 所有人都坐下或蹲下，扮演鸡蛋。

2. 相互找同伴猜拳：获胜者可以站起来，进化为小鸡。

3. 小鸡和小鸡继续猜拳：获胜者进化为凤凰，晋级成功；失败者退化为鸡蛋，重新坐下或蹲下继续游戏。

4. 直到剩下最后一个鸡蛋。

讨论：

1. 从鸡蛋晋级为小鸡的时候，你的心情是怎么样的？
2. 从小鸡晋级为凤凰的时候，你的心情是怎么样的？
3. 如果你一直是鸡蛋，你会选择放弃还是积极赢得比赛？

十、你拍，我拍

目的：调节活动气氛，增加心理愉悦感，锻炼肢体动作
适合对象：所有老年人
人数：集体参与
时间：3分钟
场地：不限
道具：无

玩法：

 所有参与者围成一个圆圈，再向同一方向侧身。

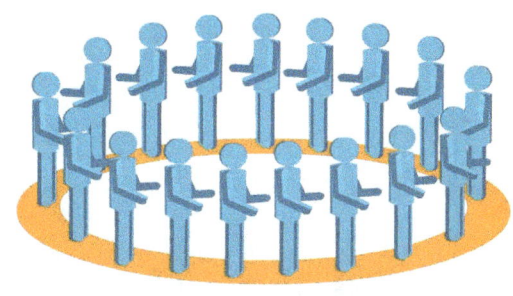

 所有人以8节拍拍打前方参与者，先在肩膀拍8下，再拍背部、腰部各8下。

③ 之后，所有参与者向另一方向侧身，再以相同的节拍拍打刚刚拍打你的参与者。

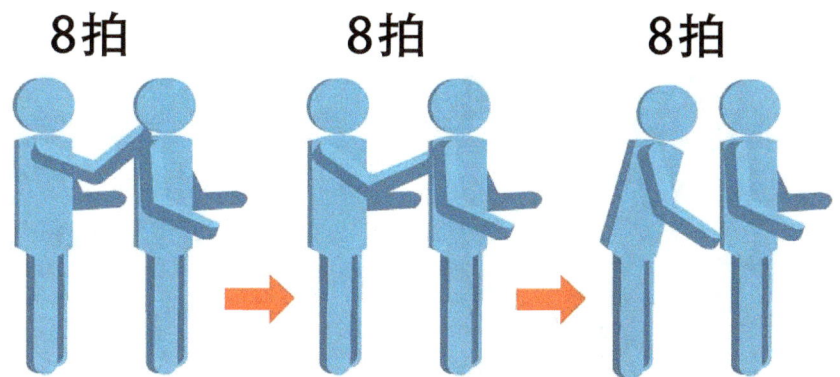

讨论：

1. 刚才有没有人在活动中故意捉弄你？你在下次拍打中"还"给他了吗？
2. 在交往中，你付出什么，就将收获什么，对吗？

十一、模特表演队

目的：促进团队合作与分工，增强团体意识，提高参与者的协调沟通能力

适合对象：75周岁以下老人

人数：集体参与，4人一组

时间：20分钟

场地：室内

道具：报纸（大量）、剪刀（每组一把）、透明胶（每组一卷）

玩法：

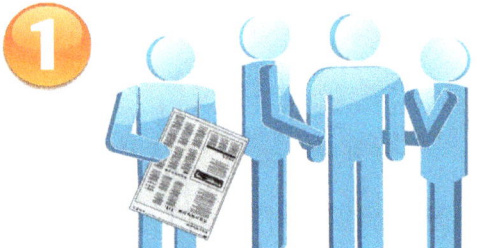

小组分工，分别为三名设计师，一名模特。

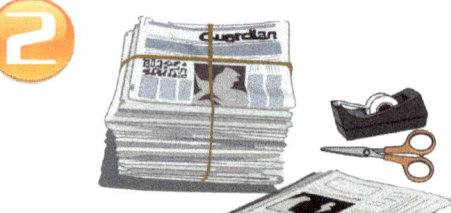

设计师们在规定的时间内用报纸为模特设计并制作全套服装。

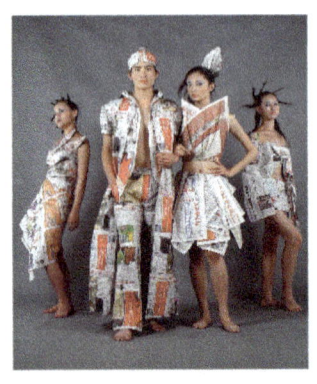

模特展示服装进行评比。

讨论：

1. 组员们是如何进行分工的？
2. 设计师们的意见是否有分歧？意见是怎么达成统一的？

十二、你我的红歌

目的：激发参与者主动性，鼓励他们表达自己，提高参与者的归属感和安全感

适合对象：75周岁以下的老人

人数：集体参与

时间：15分钟

场地：不限

道具：写上歌名的纸条

玩法：

1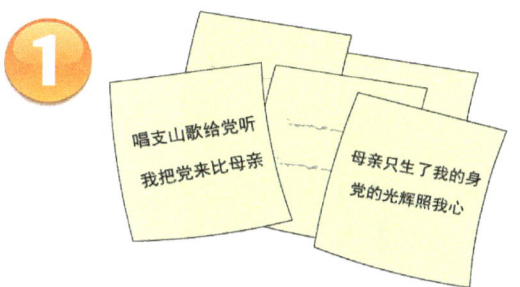

在纸条上写下大家熟悉的短歌歌词，约选二至三首，每首歌视人数而定可写多张纸条。

2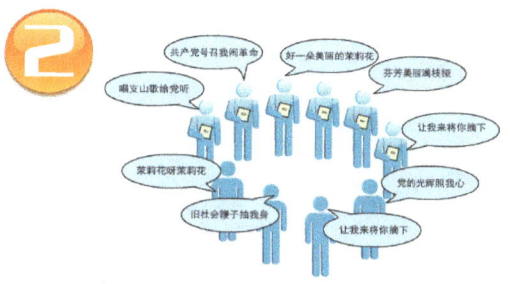

主持人说开始，参与者大声唱自己的歌，并寻找选取了同一首歌的人。

3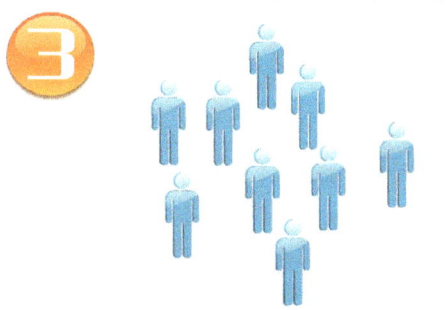

必须一边唱一边找组员，不可说出歌名。

4

最先集结的小组获胜。

讨论：

1．这首歌对你有什么意义？
2．如果你看到其他人找到组员而自己落单的时候，会不会焦虑？

十三、挑战数数字

目的：锻炼思维能力，强化反应能力，促使参与者积极融入集体，缓解羞怯心理

适合对象：所有老人

人数：集体参与

时间：10分钟

场地：不限

道具：无

玩法：

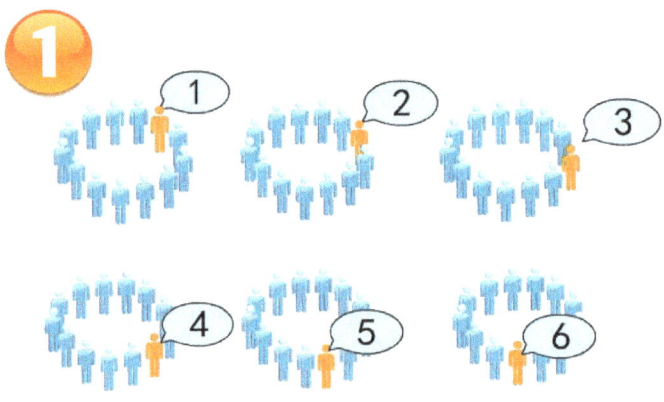

所有人围成一圈，按照顺序一个人一个数，从1数到50，遇到7或7的倍数，就以拍巴掌表示。

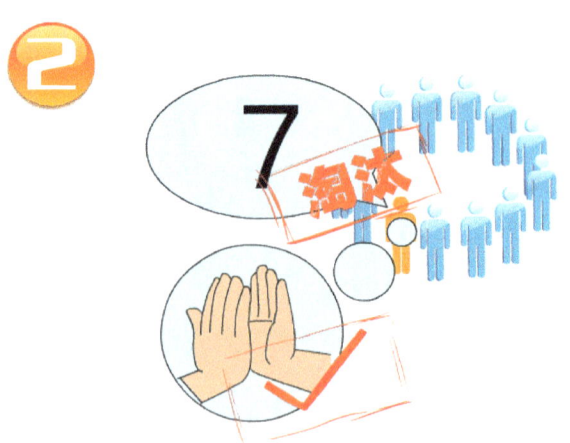

出错的人即被淘汰。

讨论：

1．你获胜的原因是什么？
2．你被淘汰的原因是什么？在哪些方面可以吸取教训？

十四、奇怪的墙壁

目的：活跃气氛，培养合作能力，提高组织纪律性
适合对象：75周岁以下的老人
人数：分组参与，每组3~5人
时间：10分钟
场地：不限
道具：报纸、乒乓球

玩法：

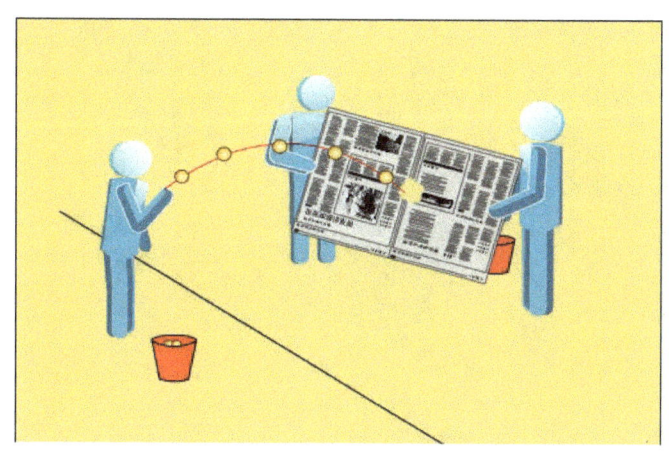

1. 在报纸中间开一个拳头大小的洞。
2. 小组分工，两个人拿着报纸充当墙壁。
3. 其他组员在规定的距离外把乒乓球投进报纸的洞里。
4. 规定时间内，投入球最多的一组获胜。

讨论：

1. 你是如何把球扔进洞里的？请分享经验。
2. 如果多人一起投球，你们是有组织地投，还是各人投各人的？有差别吗？

十五、结对而行

目的：加强合作能力，有效控制身体节奏
适合对象：65周岁以下的老人
人数：分组参与，每组2人
时间：10分钟
场地：空地
道具：绳子

玩法：

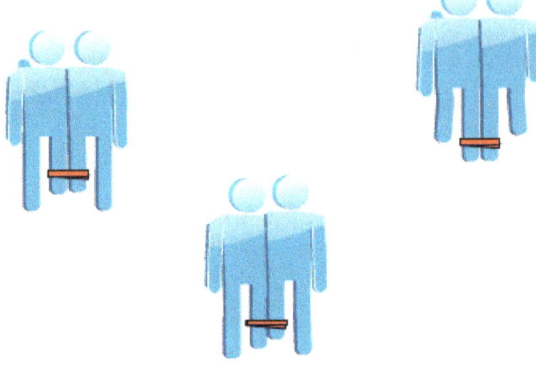

终点

① 两两分组，多组并排站立在起跑线上。

② 把组员内侧的腿绑在一起。

③ 主持人喊开始，各组齐出，最先到达终点的小组获胜。

讨论：
1. 你更愿意找关系好的人还是体能好的人做搭档？为什么？
2. 你和搭档是如何协作的？

十六、闻歌起舞

目的：培养协作能力，鼓励参与者勇敢地表达自己，提高自信心
适合对象：75周岁以下的老人
人数：分组参与，每组2人
时间：15分钟
场地：不限
道具：无

玩法：

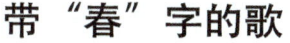
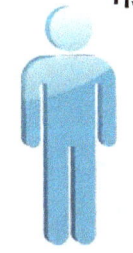
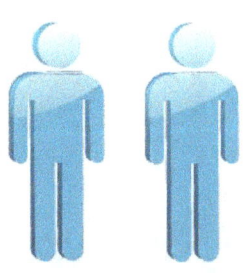

 小组中一人唱歌，必须唱主持人提出特定要求的歌（如歌词中带"春"字）。

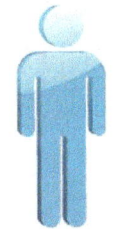
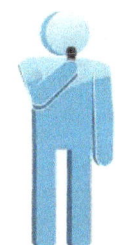
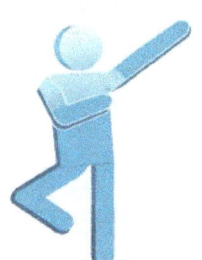

 唱歌同时，搭档必须根据歌词内容跳舞。

③ 规定时间内想不出歌词的被淘汰。

讨论：

1．你是否会因为不好意思唱某一首歌而选择放弃？
2．你跳舞的时候是否愿意做搞笑的动作来逗乐别人？为什么？

十七、坐地起身

目的：培养合作精神，提高团队合作能力。
适合对象：75周岁以下的老人
人数：集体参与
时间：20分钟
场地：空地
道具：无

玩法：

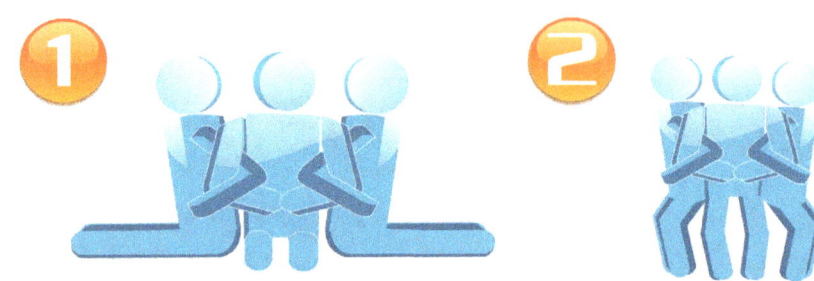

① 首先要大家三个人一组，围成一圈，背对背坐在地上（坐的意思是屁股贴地，正常来说一个人坐在地上，是无法手不着物地站起来的）。

② 三人手手交叉相扣，然后一同站立起来。很容易吧？那么再试试多些人，如六七个人，应该还不是太难。最后再试试十四五个人一同站起来，难度就比较高了。

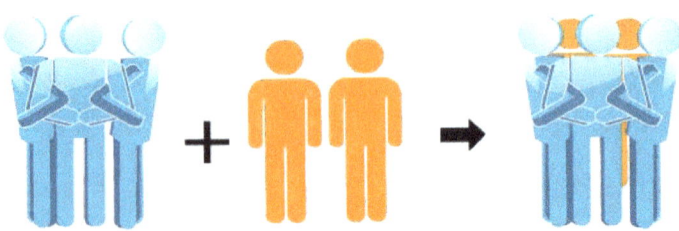

 做到十几个人一同起身的时候，虽然很难，但是多试几次还是可以成功的。

讨论：

1. 最开始的时候是否思路很混乱？大家是如何达成一致意见的？
2. 当成功站起来之后，你有什么感受？

十八、地雷阵

目的：培养参与者对同伴的信任感，消除戒备心理，增强安全感
适合对象：65周岁以下的老人
人数：分组参与，每组2人
时间：10分钟
场地：空地
道具：蒙眼布、两根约十米长的绳子、报纸

玩法：

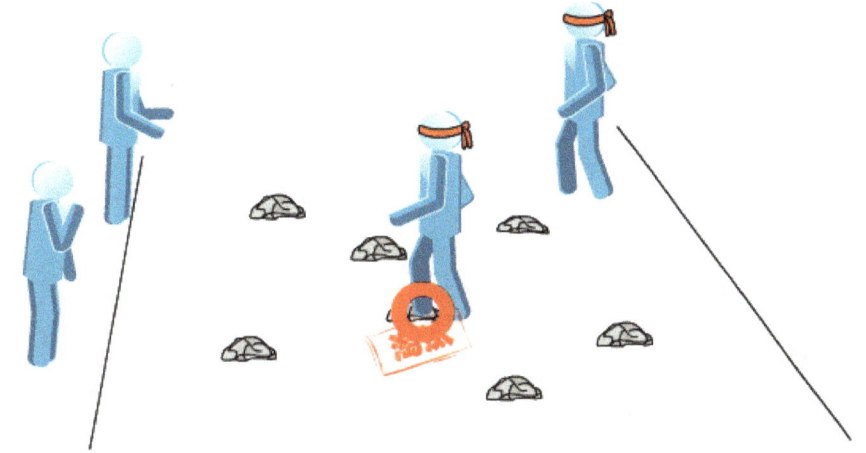

① 选一块宽阔平整的游戏场地，把两根绳子平行放在地上，标志地雷阵的起点和终点。绳子距离约为十米，两根绳子之间尽量多铺设一些碎报纸当作地雷。

② 一人站到起点处，蒙上眼睛；另外一人站在终点处发指令，引导他前进。

③ 踩到地雷即被淘汰，最先到达终点的一组获胜。

讨论：

1．蒙上眼睛之后，你是否担心踩到地雷不敢前进？
2．作为引导的人，你觉得如何引导才能让组员成功躲开地雷？

十九、扮时针

目的：活跃气氛，提醒参与者珍惜时间，培养积极的心态
适合对象：所有老年人
人数：分组参与，每组3人
时间：10分钟
场地：不限
道具：棍子

玩法：

1. 在白板或者墙壁上画一个时钟模型，并将时钟的刻度标识出来。

2. 分组比赛，每组三个人分别扮演时钟的秒针、分针和时针，在时钟前站成一纵列。注意扮演者背对时针模型，看不到刻度。

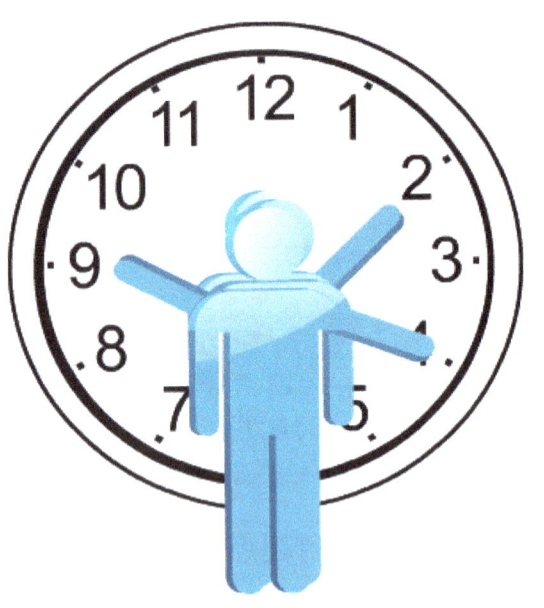

3. 主持人任意说出1个时刻，如：3时45分15秒。

4. 三个人将棍子分别指向自己所代表的指针的刻度，结果最精准的小组获胜。

讨论：

1．在日常生活中，你是一个有时间观念的人吗？
2．我们应该如何利用有限的时间呢？

二十、报纸大联盟

目的：活跃气氛，促进参与者和身边的人相互理解包容
适合对象：65周岁以下的老人
人数：分组参与，每组4~6人
时间：15分钟
场地：不限
道具：报纸

玩法：

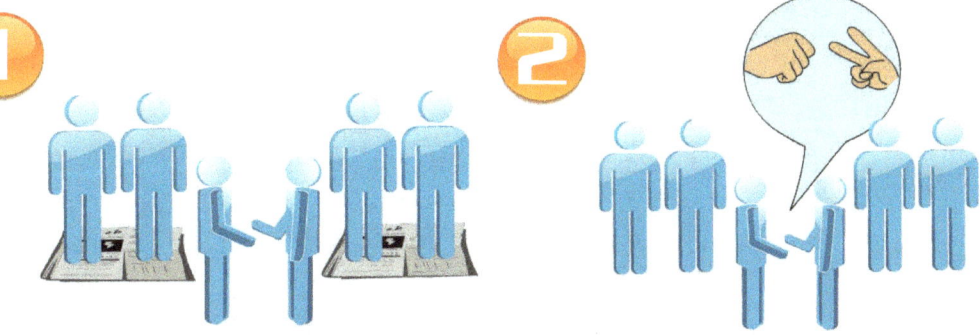

1. 分两组比赛，每组发放一张报纸，报纸放在空地上，选择一人进行猜拳比赛，其他组员全部站到报纸上。

2. 猜拳输的一组，将报纸对折，组员们必须保持全部站在报纸上。

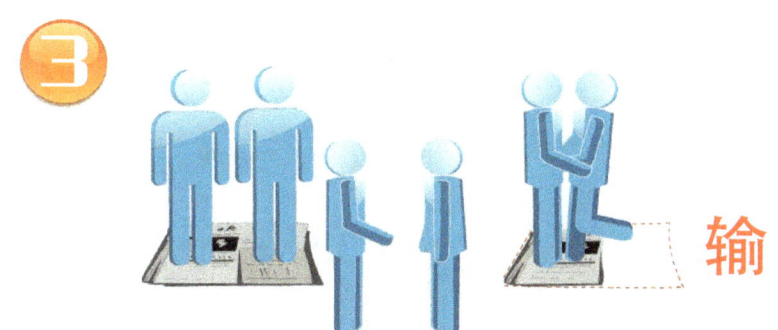

3. 继续猜拳，组员无法在报纸上站立的一组输掉比赛。

讨论：

1．选择猜拳的人是否感到自己责任重大？为什么？
2．如果猜拳的人输了，其他组员会责怪他吗？为什么？

图书在版编目(CIP)数据

老年人的"万一". 心理篇/上海市老年教育普及教材编写委员会编. —上海:上海教育出版社,2015.7
ISBN 978-7-5444-6463-5

Ⅰ.①老… Ⅱ.①上… Ⅲ.①老年人—生活—通俗读物②老年人—心理保健—通俗读物 Ⅳ.①Z228.3

中国版本图书馆CIP数据核字(2015)第159060号

老年人的"万一"
——心理篇
上海市老年教育普及教材编写委员会 编

出　　版	上海世纪出版股份有限公司 上海教育出版社 易文网 www.ewen.co
发　　行	中国图书进出口上海公司
版　　次	2015年9月第1版
书　　号	ISBN 978-7-5444-6463-5/G·5313

www.ingramcontent.com/pod-product-compliance
Lightning Source LLC
LaVergne TN
LVHW081354060426
835510LV00013B/1821